なぜ
さば水煮缶が
最強の健康食
なのか？

健康効果がすごい！

- <u>血管を強く</u>し血液サラサラに！
- <u>中性脂肪、コレステロール</u>を改善する！
- <u>骨</u>を強くする！
- 脳の<u>認知機能</u>を改善する！
- <u>老化</u>を防ぐ！

＼なのに／
簡単！手軽にできる！

- とにかく、安い！
- 調理時間を超短縮！
- 買い置きできる長持ち食材！
- 後片付けが簡単！

アレンジ自在で
料理のメニューが豊富！

- 味のアレンジ自由自在！

さば水煮缶のすごい健康効果を紹介します！

 さば水煮缶のすごい健康効果 ①

血管を強くし血液サラサラに

血管力が弱くなると動脈硬化の危険が……

　年齢とともに体内のいろいろな部分と同様に、血管もどんどん衰えていきます。弾力性が失われ硬くなり、血液が流れる通路は不要物質がたまって狭くなります。その症状が進行した状態が「動脈硬化」と呼ばれるもの。**動脈硬化をほうっておくと、**血管が詰まる危険性も否定できません。そこにドロドロになった血液が流れ込むと……、死に直結する大惨事を招くことにも。

　日本人の死因に多い心疾患や脳血管疾患は、いわゆる「血管病」。**日本人の4人に1人は、血管の病気がもとで亡くなっている**事実を頭にインプットしておきましょう。

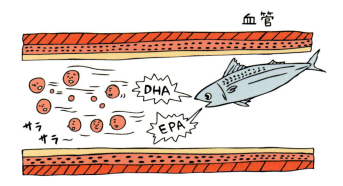

EPAとDHAで血液サラサラになる!

さばは、良質なタンパク質を含む「青魚の王様」。そんな栄養満点のさばをギュッと詰め込んだ水煮缶がすごい理由は、その健康効果。さばの水煮缶には、病気を予防する栄養素が豊富に含まれています。なかでも、**EPA（エイコサペンタエン酸）とDHA（ドコサヘキサエン酸）に要注目**。

この2つは体内でほとんど作られない不飽和脂肪酸（必須脂肪酸）の一種で、**血液のめぐりをスムーズにする、いわゆる「サラサラ成分」**。血液がドロドロでは、生活習慣病をはじめとして病気になるリスクがどんどん高まってしまいます。積極的に体内に取り入れて、血管、血液を健康に保ちましょう。

減塩だから高血圧の予防にも

さば水煮缶が血管にやさしいのは、EPAやDHAを含むだけでなく、塩分が少なめの食品だから。**塩分を摂り過ぎると高血圧につながり、血管力が低下する**ことも。外食が多ければ、味付けが濃くなりがちなので塩分を過剰摂取してしまいます。もちろん自炊であっても、塩分が多い調味料を多量に使ったら同様のことですね。

そこで味方になってくれるのが、水煮缶。味付きの缶詰とは違って薄味に加工されているから、減塩ライフにつながること間違いなし。さば水煮缶は精製塩が使われていますが、**塩分濃度は減塩タイプもあり、100gあたり0.2〜0.9g**と少量です。

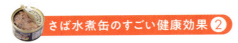

中性脂肪、コレステロールを改善する!

EPAとDHAはコレステロールにも効く!

　血液をサラサラにするEPAとDHAは、**血液中の余分なコレステロールや中性脂肪を肝臓に運んで、血管をきれいに掃除してくれる**働きをする善玉コレステロールを増やすといわれ注目されています。かたや、コレステロールを細胞に届けてしまうのが悪玉コレステロール。これが増えると、血管力が低下し動脈硬化を促進させてしまいます。

　悪玉コレステロールを増やすのは、パイやクッキーなどの洋菓子、デニッシュパン、バラ肉、魚卵、ラーメン、ファストフードの食べ過ぎ、運動不足、ストレス過多です。EPAとDHAには、**血管を詰まらせる原因となる血栓生成を抑制する**作用も認められています。

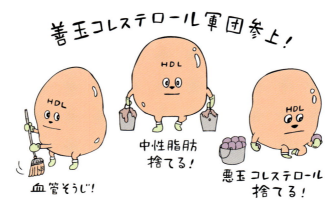

余分な脂質なし! 中性脂肪もためにくい

　オイルサーディンやツナ缶といった**油漬けにされた缶詰**は、コクがあり味も濃厚でとてもおいしいですよね。その分、**脂質が多く高カロリー**であるという側面も持っています。いうまでもなく、コレステロールが多い人や太り気味の人は、油の摂り過ぎは控えたいところです。

　一方で、**さば水煮缶は調理に油を一切使用していません。**油漬けと比べて低カロリーなのに栄養素は同等ですから、健康を気遣う人、体重を気にしている人でも安心して毎日食卓に並べられます。さらに、EPA、DHAが血中の中性脂肪を減らします。余分なカロリーを摂取せず、中性脂肪をためにくい優れた食材。それが、さば水煮缶なのです。

メタボ対策にもおすすめ!

　メタボリックシンドローム（通称メタボ）は、腸のまわりや、腹腔内にたまった内臓脂肪の蓄積が多い「内臓脂肪型肥満」であることに加え、高血圧、高血糖、脂質異常のうちのどれか2つをあわせ持つ状態です。血管を強くし、悪玉コレステロールや中性脂肪をためにくいさば水煮缶なら、メタボ対策としても期待できます。

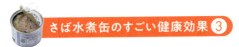

骨を強くする!

骨まで食べられるから、骨粗しょう症を防ぐ!

　さばには、複数のビタミン（B$_2$、D、Eなど）、鉄、タンパク質、カルシウムといった多くの栄養素が含まれています。骨まで食べられることができるのは水煮缶の大きなメリット。骨まで丸ごとやわらかく煮込まれているので、子どももお年寄りも食べやすくなっています。**骨を食べることでカルシウムを摂取でき、骨粗しょう症の予防が期待できます。**骨を健康な状態に保つことは、健康寿命を伸ばすこと。骨粗しょう症の患者が多いとされる女性は、特に気をつけたいところです。

　骨を強くして、健康と若々しさを保ちましょう。

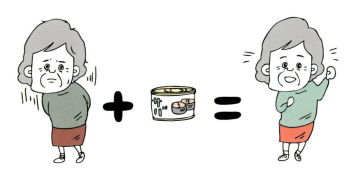

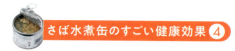

さば水煮缶のすごい健康効果 ❹

脳の認知機能を改善する!

DHAが記憶力・学習能力を向上させる!

　不飽和脂肪酸であるDHAは、認知機能改善にもよいとされています。正常な認知機能を持つ高齢者がDHAを多く摂取すると、記憶力などに関する脳の領域で委縮が低減したという研究結果が認められています。本来、DHAは脳のなかに多く含まれている成分で、さばなどからDHAを摂取すると優先的に脳に取り入れられるというわけです。記憶力に限らず、脳全体を活性化する働きがあるので、意識的に食べたいものですね。

　人間の脳は20代になると、日々多くの脳細胞が失われていきます。だからこそ、**DHAを摂取して、減少する脳細胞を補い、記憶力や学習能力の維持、向上を目指しましょう。**

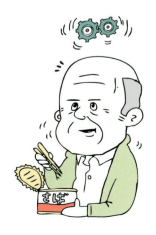

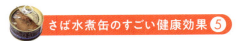

さば水煮缶のすごい健康効果 ❺

老化を防ぐ！

ビタミンB₂含有率は魚の中でトップクラス

　魚の中でもビタミンB₂の含有率がトップクラスといわれるさば。**ビタミンB₂には老化を促進させる物質を分解する働きや動脈硬化を予防する働きがあります。**さばには若返りビタミンといわれるビタミンEも豊富に含まれています。ビタミンEには、細胞自体を攻撃する活性酸素と結びつくことにより細胞を守る働きがあります。また、ビタミンB₂はそばかすやシミの防止に役立つとされています。

　もうひとつ、ミネラルの1種であるセレンは、抗酸化作用がある成分ですからアンチエイジングに一役買います。**老化のスピードをゆるめる栄養素を含んでいるのがさば水煮缶**なのです。

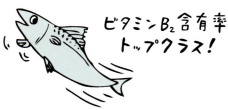

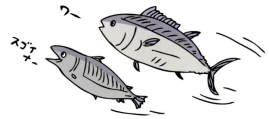

このように
さば水煮缶の**健康パワー**はすごいんです！

でも、それだけではありません！

料理が簡単！しかも**おいしい**から、
料理が苦手な人、
調理に時間をかけたくない人、
忙しい人の強い味方！

しかも、
バリエーション豊富なメニューで
飽きません！

**だから、
続けられるのです！**

簡単、手軽にできるすごい理由を説明します！

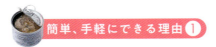

簡単、手軽にできる理由 ①

とにかく、安い！

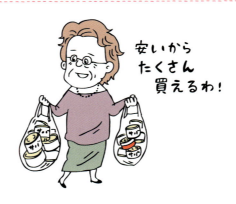

一缶200円前後。どこでも気軽に手に入る

　さば水煮缶は、**全国のコンビニやスーパーといった身近な場所で買うことができる庶民の強い味方**です。しかも、リーズナブル。一缶あたり200円前後ですから、お財布がピンチのときでも気軽に買うことができます。

　さば水煮缶を使った料理のレパートリーをたくさん持っていれば、飽きのこないおいしい料理で家計を助けてくれます。ファストフードを活用することも選択肢のひとつかもしれませんが、体のことを気遣うなら**さば水煮缶のメリットは多いといえます。**

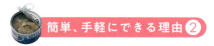

調理時間を超短縮!

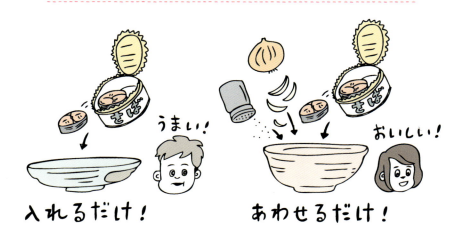

下処理済み。パカっと開けるだけでもOK

　魚が食べたいけど、生魚をスーパーで買って料理する時間がない……。そんな悩みを一気に解決してくれるのが、さば水煮缶です。缶詰に加工する際に食材の下ごしらえは済んでいますから、**フタをパカっと開けてひと手間加えるだけでおいしい料理に早変わり**。これぞまさに、**優秀な「時短食材」**です。

　生魚を骨まで食べられるようにするには長時間煮込んだり、圧力釜を使ったりと準備や時間を要しますから、使い方次第で重宝することまちがいなし。いろいろな食材と一緒に調理することで、おいしく、栄養満点、家計に優しい料理ができます。

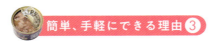

簡単、手軽にできる理由 ③

買い置きできる長持ち食材!

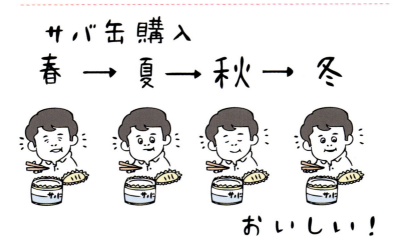

1年中、いつでもおいしく食べられる

　保存性があるのもさば水煮缶の素晴らしい利点。特別な商品を除いては賞味期限も年単位で、**高温度殺菌処理をしているため長期にわたり保存することが可能**です。食材を長期間保存するには冷凍保存する方法もありますが、一般家庭では冷凍庫のスペースは限られたもの。夏の暑い時期でも常温保存できるさば水煮缶は、そういう部分においても便利な食材です。

　そして、素材の新鮮な**うまみが長持ちするのもさば水煮缶の特徴**。スーパーの安売りで買ってストックしておくのもまた、日々の食生活を経済的にも利便性でも助けてくれます。

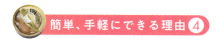

簡単、手軽にできる理由 ④

後片付けが簡単！

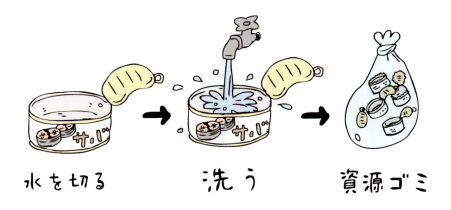

生ごみなし、まな板もクリーン

　生魚を家庭で下処理・調理するときは、包丁やまな板に臭いがつき、しっかりとした手入れが必要です。でも、さば水煮缶は調理済みですからその手間が省けます。そして、**調理後のごみ捨てもとっても簡単**。缶を水洗いして資源ごみとして捨てるだけ。

　そのうえ、**台所の衛生面の心配もありません**。生魚をおろすと、内臓や骨といった生ごみが発生し悪臭を放つことも嫌ですよね。特に、夏場は虫が発生することもあるので、できるだけ生ごみは出したくないもの。そんな台所の悩みを解決してくれるのもさば水煮缶のメリットです。

料理のバリエーションが豊かで飽きません！

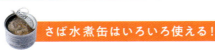
さば水煮缶はいろいろ使える！

味のアレンジ自由自在！

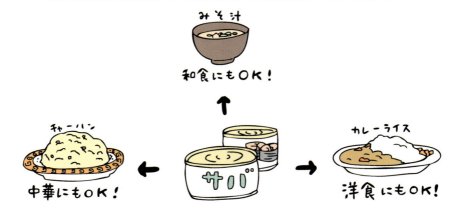

薄味だから自分好みに仕上げられる

　さば水煮缶は、新鮮なさばを、塩だけで味付けし、まるごと骨までやわらかく煮込んだもの（無塩のものを除く）。そのまま食べてもおいしくいただけます。

　また、さば水煮缶は薄味なので、味付けのアレンジが自由にできるという大きなメリットがあります。和食、洋食、中華、エスニックなど応用範囲は自由自在。しかも、主菜や副菜はもちろん、麺類、ご飯もの、汁物など、いろいろな料理に使えます。ハーブやスパイスを効かせると、また違ったおいしさが楽しめます。

さあ、
最強の健康食
さば水煮缶で
健康生活
はじめましょう！

さば水煮缶 Q&A

内容量に賞味期限……、さば水煮缶の気になるあれこれに、きっちりわかりやすく回答します。これで納得。

Q1 缶詰の内容量はどれも同じ？

A さば水煮缶によって異なりますが、内容量180〜200gが多いようです。ただし、内容量はさばの身と汁の合計です。内容量190gの場合、身が150〜160g、汁が30〜40gになります。

Q2 缶に残った汁は食べていいの？

A 捨てるなんてもったいない。汁にはEPAやDHAがたっぷり。缶に残った汁をそのまま調味料にすれば、おいしくて体にいい味噌汁ができあがります。

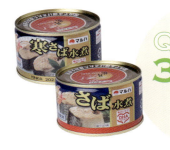

Q3 さば水煮缶の賞味期限はいつごろ？

A さば水煮缶の賞味期限は基本的には3年。よく確認して食べましょう。ちなみにさば水煮缶の食べ頃は、半年以上たった頃です。味がしみこんで、ちょうどよい味になっています。

Q4 料理で使って残ったさば水煮缶は**どう保存する?**

Ⓐ 缶に残ったさばの身と汁は、ほかの食材と同じように密閉容器に移したり、容器に入れてラップをしたりして保存します。ただし、早めに食べないと味も栄養効果も落ちます。

Q5 **高価なさば水煮缶も**あるようですが?

Ⓐ 高価なさば水煮缶はあります。たしかにおいしいさばが使われていますが、料理に使うには脂がのり過ぎなものも。料理に使うならリーズナブルなもので十分でしょう。

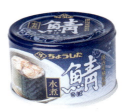

Q6 さば水煮缶はどうして**骨まで食べられるの?**

Ⓐ さば水煮缶のよいところは、骨までまるごと食べられること。骨がやわらかくなるのは、殺菌するときに100度以上の高い温度で加工されるからです。

Q7 さば水煮缶と**相性のいい食材**はあるの?

Ⓐ たとえば酢と一緒に調理すると、カルシウムの吸収がよくなります。28ページ以降に紹介するレシピを参考に相性のいい食材と組み合わせて健康効果を高めましょう。

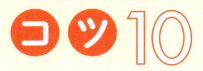

効果倍増！ さば水煮缶生活の コツ10

開けたら すぐに調理する

缶詰は鉄製の容器に入っていますが、フタを開けて空気に触れた瞬間から酸化が進み、鉄のさび臭さが身や汁に移ります。一度開けたら、すぐに食べる（調理する）。これが、缶詰を扱う際の鉄則です。

汁は だしとして使う

さば水煮缶に入っている汁には、うまみ成分がたっぷり含まれています。料理する際に、残った汁は味噌汁などに使うことで、風味が増し、よりおいしい味噌汁を作ることができます。

1年以内のサイクルで使い切る

保存食とはいえ何年も置きっぱなしは避けたいところ。長時間放置で金属缶のにおいがつき中身が臭くなったり、味が落ちたりすることも。賞味期限まで取っておかず、1年以内を目安に食しましょう。

酢との相性抜群

骨ごと食べられるカルシウムたっぷりなさば水煮缶は、カルシウムの吸収を助ける酢と一緒に調理するのがオススメ。缶から出して酢の物にするだけでも、栄養価がとても高いおかずになります。

コツ5 野菜がたっぷり摂れる

ごぼう、セロリ、ピーマン、にんじん、玉ねぎ、じゃがいも、小松菜……。どんな野菜と合わせても相性がいいのが、さば水煮缶。野菜が苦手な人も、これならおいしく食べられます。

コツ6 さば水煮缶を食べるなら1日1缶！

厚生労働省の食事摂取基準によると、EPAとDHAの1日あたりの摂取目安量は、2つ合わせて1g。この量は、さば水煮缶1缶で十分に足りる量です。しっかり摂って、血液サラサラになりましょう。

コツ7 ひじき、わかめと食べてダイエット

さば水煮缶は、栄養価にすぐれた食材ですが、ひじきやわかめなど食物繊維が豊富な食材と組み合わせると、健康的なダイエットにも効果的です。お腹の調子も整い、お肌の調子もよくなります。

コツ8 薄味で味覚を正常にする

塩分控えめの薄味料理を食べ続けると、濃い味料理で鈍った味覚が正常に戻り、素材の味を感じられるようになります。さば水煮缶は薄味ですが調味料いらず。味覚を鈍らせない料理を楽しめます。

コツ9 夏バテ防止にも大活躍

熱を使わなくても調理でき、そのまま食べてもビタミン、タンパク質、カルシウムなどの栄養素が摂れるさば水煮缶。火を使いたくない夏の時期のメニューとして特にオススメの食材です。

コツ10 非常食には乾物と一緒に

非常食としてさば水煮缶だけを保存するのではなく、乾物（ひじきやこんぶなど）と一緒にストックしておくといいでしょう。メニューの幅も広がり、栄養バランスをとるうえでも有効な手段です。

水煮缶の仲間たち

サケ缶

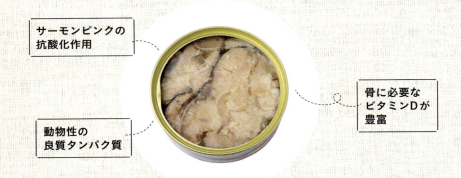

- サーモンピンクの抗酸化作用
- 動物性の良質タンパク質
- 骨に必要なビタミンDが豊富

ツナ缶

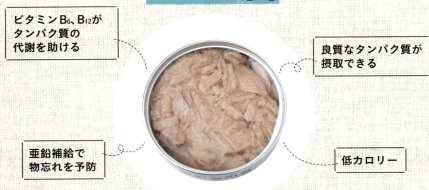

- ビタミンB$_6$、B$_{12}$がタンパク質の代謝を助ける
- 亜鉛補給で物忘れを予防
- 良質なタンパク質が摂取できる
- 低カロリー

さば水煮缶以外にも水煮缶はいろいろあります。
どれも手軽に栄養を摂取できる優れもの。
自分の好みや体調に合わせて、さば水煮缶と合わせて取り入れてみましょう。

トマト缶

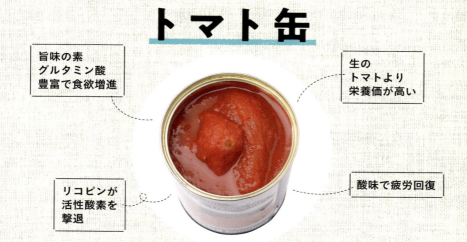

- 旨味の素グルタミン酸豊富で食欲増進
- 生のトマトより栄養価が高い
- リコピンが活性酸素を撃退
- 酸味で疲労回復

大豆缶

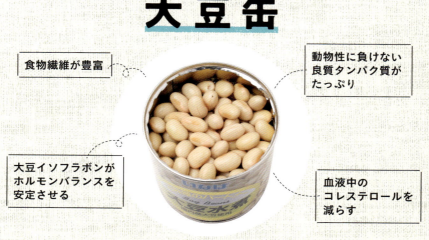

- 食物繊維が豊富
- 動物性に負けない良質タンパク質がたっぷり
- 大豆イソフラボンがホルモンバランスを安定させる
- 血液中のコレステロールを減らす

contents

なぜさば水煮缶が最強の健康食なのか？ ……………………… 01

さば水煮缶のすごい健康効果を紹介します！
❶ 血管を強くし血液サラサラに ……………………………… 04
❷ 中性脂肪、コレステロールを改善する！ ………………… 06
❸ 骨を強くする！ ……………………………………………… 08
❹ 脳の認知機能を改善する！ ………………………………… 09
❺ 老化を防ぐ！ ………………………………………………… 10

簡単、手軽にできるすごい理由を説明します！
❶ とにかく、安い！ …………………………………………… 12
❷ 調理時間を超短縮！ ………………………………………… 13
❸ 買い置きできる長持ち食材！ ……………………………… 14
❹ 後片付けが簡単！ …………………………………………… 15

料理のバリエーションが豊かで飽きません！
味のアレンジ自由自在！ ……………………………………… 16

さば水煮缶Q&A ………………………………………………… 18
効果倍増！　さば水煮缶生活のコツ10 …………………… 20
水煮缶の仲間たち ……………………………………………… 22

第 *1* 章　さば水煮缶でもっと健康に！
いつでも使える基本のレシピ　㉘

テッパンさばそぼろ
そぼろ 01　　しょうがとごまのさばそぼろ …………………… 30
そぼろ 02　　ねぎ味噌さばそぼろ ……………………………… 31
そぼろ 03　　ひじきセロリさばそぼろ ………………………… 32
そぼろ 04　　さばのカレーそぼろ ……………………………… 33

健康ちょい足しレシピ

ちょい足し01	さば水煮缶トマトスライス、スプラウトサラダ	… 34
ちょい足し02	さば味噌マヨディップ　キャベツ添え	… 36
ちょい足し03	新玉ねぎスライスとさば水煮缶	… 37
ちょい足し04	レンチンピーマンとさば水煮缶の昆布和え	… 38
ちょい足し05	水菜とさば水煮缶の白和え	… 40
ちょい足し06	大根とさば水煮缶のゆずこしょうマヨサラダ	… 42
ちょい足し07	さば水煮缶もずく酢　みょうが添え	… 44
ちょい足し08	さば水煮缶、きゅうりとわかめの酢の物	… 46
ちょい足し09	千切り長いも酢味噌かけ	… 48
ちょい足し10	たたききゅうり、さば水煮缶の梅和え	… 50
ちょい足し11	さば水煮缶、キムチ納豆和え	… 52
ちょい足し12	らっきょうとさば水煮缶の春菊サラダ	… 53

第2章 毎日食べたい！さば水煮缶の健康レシピ　㊹

健康ご飯＆麺類レシピ

ご飯＆麺類01	さば水煮缶と大豆のドライカレー	… 56
ご飯＆麺類02	スープカレー	… 58
ご飯＆麺類03	さばにらそば	… 60
ご飯＆麺類04	さばごぼう炊きこみご飯	… 62
ご飯＆麺類05	さば水煮缶とピーマンのしょうがチャーハン　目玉焼き添え	… 64
ご飯＆麺類06	さばブロッコリーペペロンチーノ	… 66
ご飯＆麺類07	さば水煮缶ともやしの焼きうどん	… 68
ご飯＆麺類08	冷汁	… 70
ご飯＆麺類09	さば水煮缶の卵とじ丼	… 72
ご飯＆麺類10	さば水煮缶と水菜のパスタ	… 74

健康主菜レシピ

主菜01	さば水煮缶のキムチ鍋	76
主菜02	さば水煮缶のおから煮	78
主菜03	さば、ゴーヤチャンプルー	80
主菜04	さばとじゃがいものパン粉焼き	82
主菜05	さばにらたま	84
主菜06	さばじゃが	86
主菜07	さばマーボー	88
主菜08	セロリギョウザ	90
主菜09	さば水煮缶のおろしハンバーグ	92
主菜10	さば水煮缶 クリームチーズ、アボカドの春巻き	94

健康副菜レシピ

副菜01	さば水煮缶と千切り大根さっと煮	96
副菜02	さば水煮缶とパプリカのナムル	98
副菜03	さば水煮缶と大豆もやしのナムル	99
副菜04	さば水煮缶とほうれん草のからし和え	100
副菜05	さば水煮缶とトマトチーズ焼き	102
副菜06	さば水煮缶とにんじんの卵炒め	103
副菜07	さば水煮缶と小松菜のしょうが煮びたし	104
副菜08	さば水煮缶となすの味噌煮	106

健康お弁当レシピ

お弁当01	ピーマンカップ	109
お弁当02	セロリ炒め	109
お弁当03	油揚げ焼き	110
お弁当04	卵焼き	111

健康汁物レシピ

汁物01	さばごぼう汁	112
汁物02	さば水煮缶のかす汁	114
汁物03	さばにらたま味噌汁	116
汁物04	さば水煮缶とじゃがいものトマトスープ	118
汁物05	さばなめこ汁	120
汁物06	タンタン風スープ	122

レシピの使い方

料理名＋説明
さば水煮缶を使った料理の健康効果がわかるようにワンポイント説明を加えています。

材料
基本的には2人分になっていますが、料理によっては作りやすい分量になっています。

カロリーと塩分含有量
1人分のカロリーと塩分含有量を掲載しています。気になる人は参考にしてください。

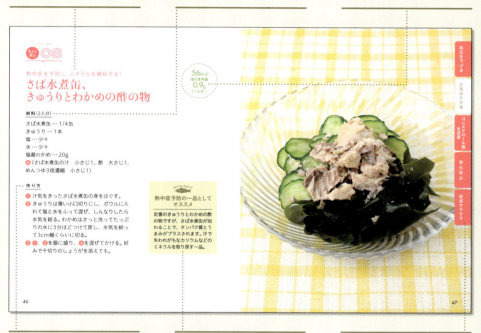

作り方
できる限り簡単に作れるようにまとめてあります。

健康効果解説
sava-naviは、紹介する料理の健康効果に関する解説です。さば水煮缶＋αの効果になります。

健康効果インデックス
紹介する料理の健康効果がひと目でわかるインデックスです。項目は「血圧を下げる」「血糖値を改善」「コレステロール値を改善」「老化防止」「血液サラサラ」の5種類。色が付いている項目が該当効果になります。

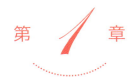

第1章

さば水煮缶でもっと健康に!
いつでも使える基本のレシピ

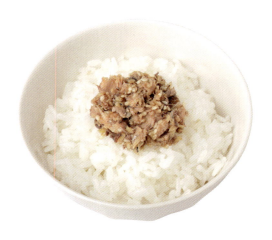

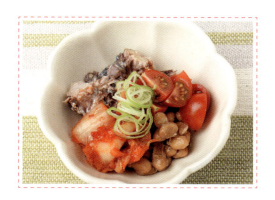

　健康にうれしい、お財布にやさしいさば水煮缶。
下ごしらえが済んでいる食材だから、
ひと手間加えるだけで、すぐにおいしい料理ができあがります。
なかでも絶対に覚えておきたい基本レシピが、
常備しておくととっても便利な作り置き「テッパンさばそぼろ」と、
のせるだけ、混ぜるだけでおいしい「ちょい足しレシピ」です。

［レシピのルール］
❶ **本書で使用するさば水煮缶**
内容量：1缶あたり190g（身：160g、汁：30g）
1/2缶：身80g、1/4缶：身40gを目安としています。

❷ **本書のルール**
1カップ＝ 200ml、1合＝ 180ml、大さじ1 ＝ 15ml、小さじ1 ＝ 5ml
※（○g）は、皮などを抜いた正味量です。
※塩は小さじ1が5gのものを使用しています。
※電子レンジの加熱時間は600Wの場合の目安です。
　500Wの場合は加熱時間を2割増しにしてください。
※砂糖は上白糖、酢は米酢を使用しています。

テッパンさばそぼろ

ご飯にのせる？ 焼きおにぎりの仕上げにのせる？ 豆腐にのせる？
それともパンにのせてトーストする？
作り置きだからいろいろな食べ方ができる便利なそぼろのレシピです。

recipe そぼろ 01

しょうがに含まれる成分が冷え性に効く！

しょうがとごまの さばそぼろ

586kcal
塩分含有量
3.3g
［全量］

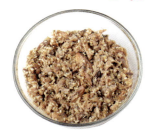

ご飯に乗せて

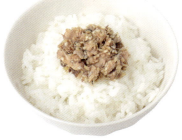

材料（作りやすい分量）

さば水煮缶 … 1缶（汁ごと）
しょうが（みじん切り）… 40g
オリーブ油 … 小さじ1
Ⓐ（しょうゆ 小さじ2、酒 大さじ1、みりん大さじ1）
白いりごま … 大さじ2

作り方

① フライパンにオリーブ油を中火で熱し、しょうがを炒める。
② 1分ほど炒めたら、さば水煮缶を汁ごと入れてほぐし、Ⓐを加えて強めの中火で混ぜながら汁気を飛ばす。
③ ごまを加えてさっと混ぜ、冷まして密閉容器に入れる。

※冷蔵庫で2〜3日保存可。

 sava-navi **しょうがは体を中から温める** ： しょうがに含まれるジンゲロールとショウガオールなどの成分は、老化防止だけでなく冷え性解消にも有効です。

そぼろ 02 — ねぎ味噌さばそぼろ

味噌味だからごはんに合う！

549kcal
塩分含有量 5.1g
[全量]

焼きおにぎりに！
ごはんを平らにむすび、表面を焼いてからそぼろをのせてさっと焼く。

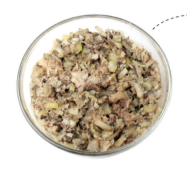
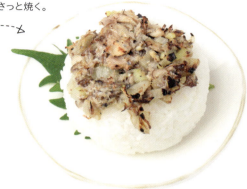

材料（作りやすい分量）

- さば水煮缶 … 1缶（汁ごと）
- 長ねぎ … 1/2本（50g）
- ごぼう … 約1/2本（70g）
- ごま油 … 大さじ1/2
- Ⓐ（味噌 大さじ1と1/2、酒 大さじ1）

作り方

1. ねぎは荒みじん切り、ごぼうはたわしで洗い、4つ割りにして小口切りにし、さっと洗って水気をきる。
2. フライパンにごま油を熱し、ごぼうをさっと炒め、フタをして時々混ぜながら弱火で2〜3分蒸し炒めにする。
3. ねぎを入れて中火にしてさっと炒め、さば水煮缶を汁ごと入れてほぐし、Ⓐを加えて強めの中火で混ぜながら汁気を飛ばす。
4. 冷まして密閉容器に入れる。

※冷蔵庫で2〜3日保存可。

 さば缶と味噌で健康効果　日本の伝統食「味噌」。さば水煮缶と一緒に使えば、少量で味噌のうまみを引き出せます。

そぼろ 03

食物繊維で便秘を解消!
ひじきセロリさばそぼろ

532 kcal
塩分含有量 **4.3 g**
［全量］

豆腐に！
豆腐にそぼろをのせ、きゅうり角切りをのせる。かいわれ菜やみょうが、万能ねぎなどでもよい。

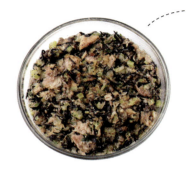

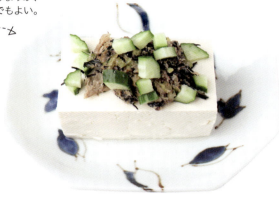

材料（作りやすい分量）

さば水煮缶 … 1缶（汁ごと）
芽ひじき … 大さじ1（5g）
セロリ
… 1本（葉と軸合わせて100g）
ごま油 … 大さじ1/2
Ⓐ（味噌　大さじ1、酒　大さじ1、みりん　大さじ1、粗びき黒こしょう　少々）

作り方

❶ ひじきは洗ってたっぷりの水に10分ほどつけ、かために戻し、水気をきる。セロリは粗みじん切りにする。
❷ フライパンにごま油を熱し、セロリを炒め、色が鮮やかになったらひじきを加えてさっと炒め、さば水煮缶を汁ごと入れてほぐし、Ⓐを加えて強めの中火にし、混ぜながら汁気を飛ばす。
❸ 冷まして密閉容器に入れる。

※冷蔵庫で2～3日保存可。

 体にやさしい作り置きおかず　｜ひじきとセロリに含まれる食物繊維が便秘解消に役立ちます。セロリの香りもさばに合います。

そぼろ 04

腸内環境を整え、老化を防ぐ！
さばのカレーそぼろ

539kcal
塩分含有量
4.3g
[全量]

チーズトーストに！
パンにマヨネーズを少しぬり、そぼろをのせてチーズをふり、焼く。

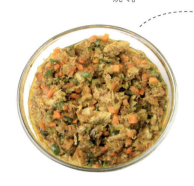

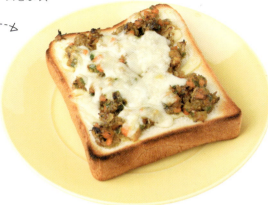

材料（4人分）

さば水煮缶 … 1缶（汁ごと）
にんじん … 50g
玉ねぎ … 50g
ピーマン … 50g（小2個）
おろししょうが … 1かけ分
オリーブ油 … 大さじ1/2
カレー粉 … 大さじ1/2
Ⓐ（しょうゆ　大さじ1、みりん　大さじ1）

作り方

❶ 野菜は粗みじん切りにする。フライパンにオリーブ油を熱し、野菜を入れてよく炒める。
❷ カレー粉をふって炒め、香りが立ったら、さば水煮缶を汁ごと入れてほぐし、しょうがとⒶを加えて強めの中火にし、混ぜながら汁気を飛ばす。
❸ 冷まして密閉容器に入れる。
　※冷蔵庫で2〜3日保存可。

 薬効の強いスパイスで腸活 ： ターメリック、コリアンダーなど、カレーには生薬としても利用される薬効の強いスパイスが含まれています。

健康ちょい足しレシピ

ほぐしてのせる、一緒に和える。
うまみが凝縮されたさば水煮缶だから、複雑な調理法は不要。
誰にでも簡単においしい料理が作れます。

トマトとスプラウトで抗酸化作用倍増！
さば水煮缶トマトスライス、スプラウトサラダ

118kcal
塩分含有量
0.9g
[1人分]

材料（2人分）

さば水煮缶 … 1/2缶
トマト … 小2個（200g）
スプラウト
… 小1/2パック（10g）
Ⓐ（オリーブ油　小さじ1、ポン酢しょうゆ　小さじ2、粗びき黒こしょう　少々）

作り方

1. トマトは厚さ5mmの輪切りにする。スプラウトは根をおとして洗い、水気をふく。
2. 器にトマトをずらしながら盛り、さば水煮缶の汁気をきって身をほぐし、のせる。スプラウトを盛り、Ⓐを混ぜてかける。

 さば水煮缶の抗酸化パワーをバックアップ

トマトに含まれるリコピン、スプラウトに含まれるスルフォラファンには強い抗酸化作用があります。さば水煮缶の抗酸化パワーをバックアップします。

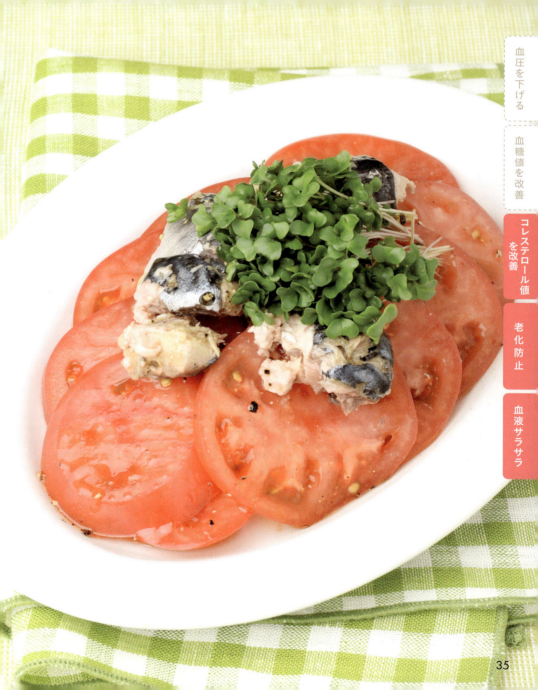

血圧を下げる / 血糖値を改善 / コレステロール値を改善 / 老化防止 / 血液サラサラ

35

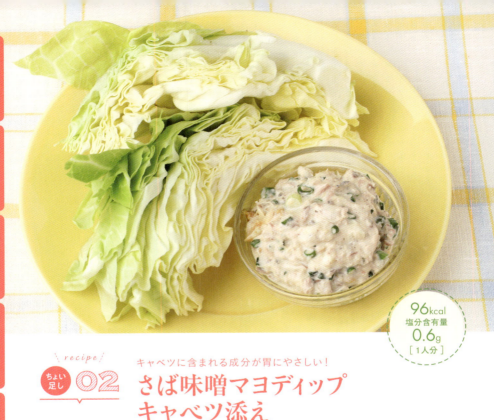

| 血圧を下げる | 血糖値を改善 | コレステロール値を改善 | 老化防止 | 血液サラサラ |

96kcal
塩分含有量
0.6g
[1人分]

recipe ちょい足し 02

キャベツに含まれる成分が胃にやさしい！

さば味噌マヨディップ キャベツ添え

材料（2人分）

キャベツ … 200g
さば水煮缶 … 1/4缶
Ⓐ（味噌　小さじ1、マヨネーズ　小さじ2、ヨーグルトまたは牛乳　小さじ1）
万能ねぎ（小口切り）… 1本分

作り方

① キャベツは食べやすく、くし形に切る。
② 汁気をきったさば水煮缶の身とⒶを泡立て器で混ぜ、ねぎを加えて混ぜて盛り、キャベツをつけていただく。

 sava-navi **キャベジン効果で胃腸快調** ｜ キャベツには、胃酸の過剰分泌を抑えたり、潰瘍を防いだりするキャベジンが含まれます。

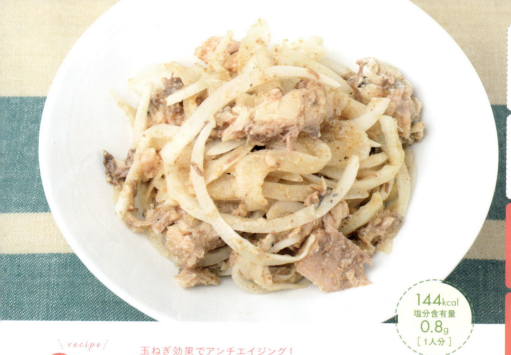

血圧を下げる

血糖値を改善

コレステロール値を改善

老化防止

血液サラサラ

144kcal
塩分含有量
0.8g
[1人分]

recipe ちょい足し 03

玉ねぎ効果でアンチエイジング！

新玉ねぎスライスとさば水煮缶

材料（2人分）

新玉ねぎ … 小1個（150g）
さば水煮缶 … 1/2缶
白すりごま … 大さじ2
Ⓐ（酢　小さじ2、しょうゆ　小さじ1）

作り方

① 玉ねぎは縦に薄切りにする。ボウルに玉ねぎを入れて、すりごまを加えて混ぜる。

② ①にⒶ、水気をきったさば水煮缶の身を加えて和えて盛る。

※普通の玉ねぎの場合は横薄切りにし、塩、砂糖各少々を加えた水にさっとつけて辛みを抑え、水気をふいて使う。

 sava-navi | **玉ねぎはあらゆる病気を防ぐ** : 玉ねぎには、血行をよくし、血管の柔軟性を保つケルセチンが含まれます。

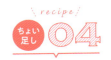

ピーマンでビタミンCをたっぷり補給！
レンチンピーマンと さば水煮缶の昆布和え

103kcal
塩分含有量
0.5g
［1人分］

材料（2人分）

ピーマン … 5個（150g）
さば水煮缶 … 1/4缶
塩昆布 … 大さじ1杯（約4g）
白いりごま … 小さじ1
レモン … 厚さ1cmのスライス1枚

作り方

1. ピーマンは縦半分斜め薄切りにし、耐熱ボウルに入れてふんわりラップしレンジに1分半かける。
2. ピーマンの水気をふき、昆布、ごま、汁気をきり細かめにほぐしたさば水煮缶の身を加えて和える。
3. 器に盛り、半分に切ったレモンを添える。

ビタミンC豊富な、ピーマン

ピーマンはビタミンC、β-カロテン、ビタミンB群などビタミンが豊富に含まれる体にうれしい食材。さば水煮缶に足りない栄養素を補います。

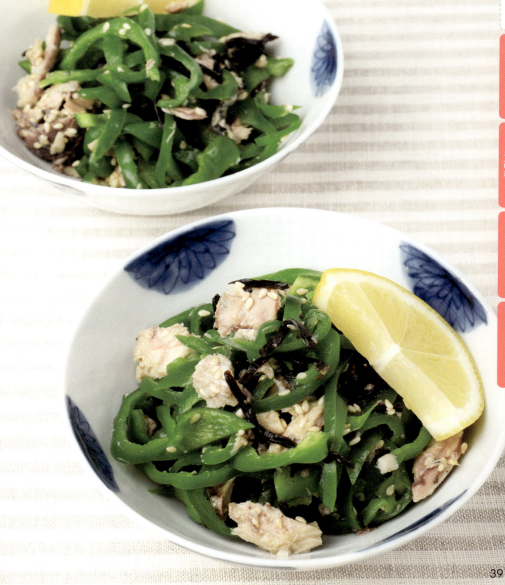

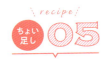

豆腐のサポニンでコレステロール撃退！
水菜とさば水煮缶の白和え

133kcal
塩分含有量
0.9g
[1人分]

材料（2人分）

水菜 … 1/3束（70g）
さば水煮缶 … 1/4缶
木綿豆腐 … 150g
Ⓐ（白練りごま　大さじ1/2、砂糖　大さじ1/2弱、薄口しょうゆ　大さじ1/2弱）

作り方

① 水菜は洗って水気をふき、4cm幅に切る。木綿豆腐は耐熱皿にのせ、レンジに1分かけて冷まし、水気を絞る。

② ボウルに汁気をきったさば水煮缶と豆腐とを入れて泡立て器で滑らかになるまで混ぜ、水菜を加えて和えて盛る。

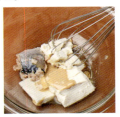

sava-navi
豆腐とさば水煮缶でメタボを予防

大豆に含まれるサポニンは配糖体といわれる物質で、血中の悪玉コレステロールを減らす働きがあります。低カロリー、高タンパク質のさば水煮缶と合わせてメタボを予防しましょう。

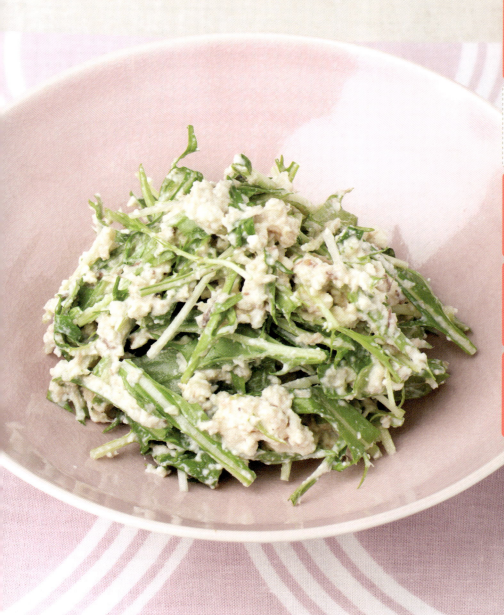

血圧を下げる / 血糖値を改善 / コレステロール値を改善 / 老化防止 / 血液サラサラ

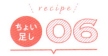

ゆずこしょうで食欲増進！
大根とさば水煮缶のゆずこしょうマヨサラダ

86kcal
塩分含有量
0.8g
[1人分]

材料（2人分）

大根 … 4〜5cm（200g）
塩 … 少々
かいわれ大根 … 1/2パック（25g）
さば水煮缶 … 1/2缶
Ⓐ（ゆずこしょう　小さじ1/4、マヨネーズ　小さじ2、酢　小さじ1/2）

作り方

① 大根は5mm角の棒状に切り、ボウルに入れて塩を加えて混ぜ、しんなりしたらさっと洗って水気を絞る。かいわれ大根は根元を切って洗い、水気をふく。
② 大根とかいわれ大根を和えて器に盛る。汁気をきったさば水煮缶とⒶをよく混ぜてのせる。

ゆずこしょうを味付けに利用する

うまみを引き出す効果がある、ゆずこしょう。辛みと香りで減塩できます。

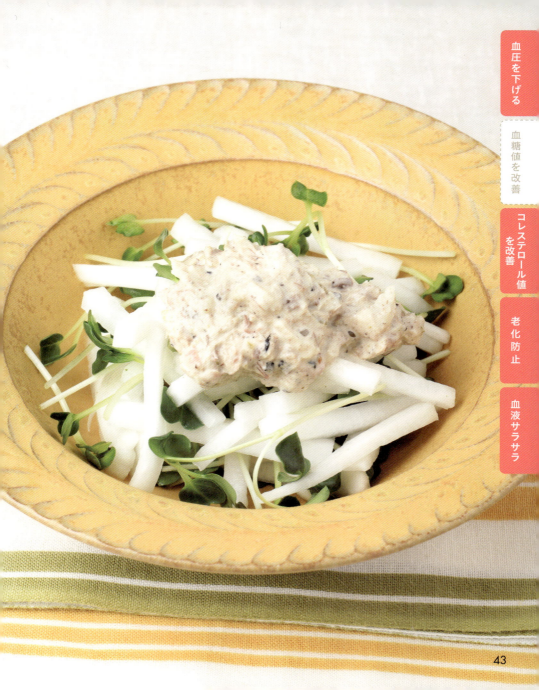

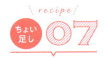

お酢効果で疲労回復、食欲が増す！
さば水煮缶もずく酢 みょうが添え

84kcal
塩分含有量
0.9g
［1人分］

材料（2人分）

さば水煮缶 … 1/2缶
もずく（味の付いていないもの）… 80g
みょうが … 2個（30g）
Ⓐ（酢　小さじ1、ポン酢しょうゆ　小さじ2）

作り方

① もずくはさっと洗って水気を絞る。みょうがは縦半分斜め薄切りにし、さっと洗って水気をふく。
② もずくとみょうがと混ぜて盛る。汁気をきったさば水煮缶の身をほぐして盛り、Ⓐを混ぜてかける。

酢のパワーで元気になる

酢の成分は、ミネラル分の体内吸収を促進します。また、疲れをとり、食欲増進につながります。

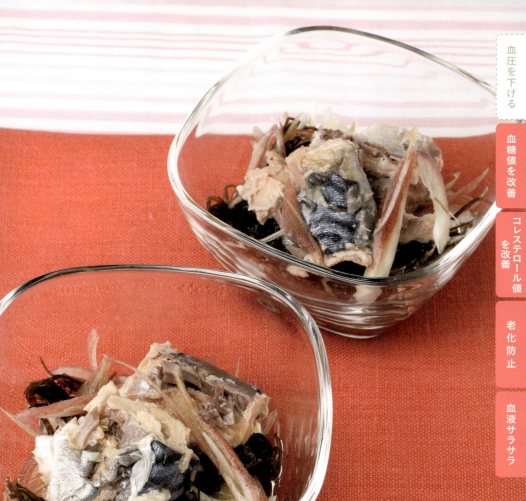

血圧を下げる / 血糖値を改善 / コレステロール値を改善 / 老化防止 / 血液サラサラ

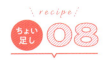

熱中症を予防し、ミネラルを補給する！
さば水煮缶、きゅうりとわかめの酢の物

56kcal
塩分含有量
0.9g
［1人分］

材料（2人分）

さば水煮缶 … 1/4缶
きゅうり … 1本
塩 … 少々
水 … 少々
塩蔵わかめ … 20g
🅐（さば水煮缶の汁　小さじ1、酢　大さじ1、めんつゆ3倍濃縮　小さじ1）

作り方

❶ 汁気をきったさば水煮缶の身をほぐす。
❷ きゅうりは薄い小口切りにし、ボウルに入れて塩と水をふって混ぜ、しんなりしたら水気を絞る。わかめはさっと洗ってたっぷりの水に3分ほどつけて戻し、水気を絞って3cm幅くらいに切る。
❸ ❶、❷を器に盛り、🅐を混ぜてかける。好みで千切りのしょうがを添えても。

sava-navi

熱中症予防の一品としてオススメ

定番のきゅうりとわかめの酢の物ですが、さば水煮缶が加わることで、タンパク質とうまみがプラスされます。汗で失われがちなカリウムなどのミネラルを取り戻す一品。

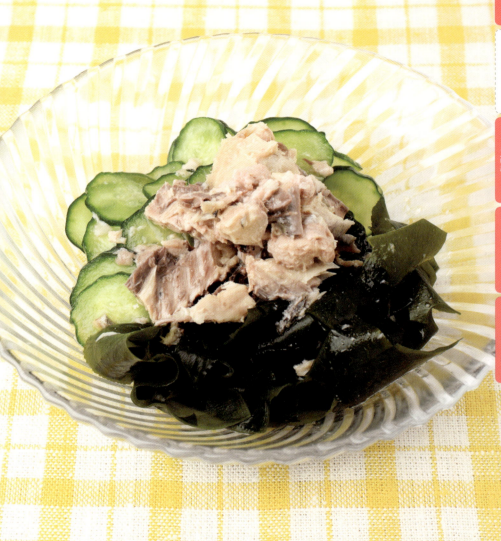

血圧を下げる / 血糖値を改善 / コレステロール値を改善 / 老化防止 / 血液サラサラ

47

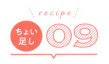

粘膜を保護して胃腸を元気にする！
千切り長いも酢味噌かけ

156kcal
塩分含有量
0.7g
[1人分]

材料（2人分）

長いも … 10cm（200g）
さば水煮缶 … 1/2缶
Ⓐ（味噌　小さじ1、砂糖　小さじ1、酢　大さじ1）
万能ねぎ（小口切り）… 1/2本分

作り方

❶ 長いもは、長さを半分に切って千切りにする。
❷ 長いも、汁気をきったさば水煮缶の身をほぐして盛り、混ぜたⒶをかけ、ねぎをふる。

健康効果たっぷりの長いもにさば水煮缶

亜鉛、カリウム、鉄分などのミネラル成分が豊富に含まれる長いもには、さらに食物繊維やアミラーゼなどの消化酵素、粘膜を保護するぬめり成分なども含まれています。

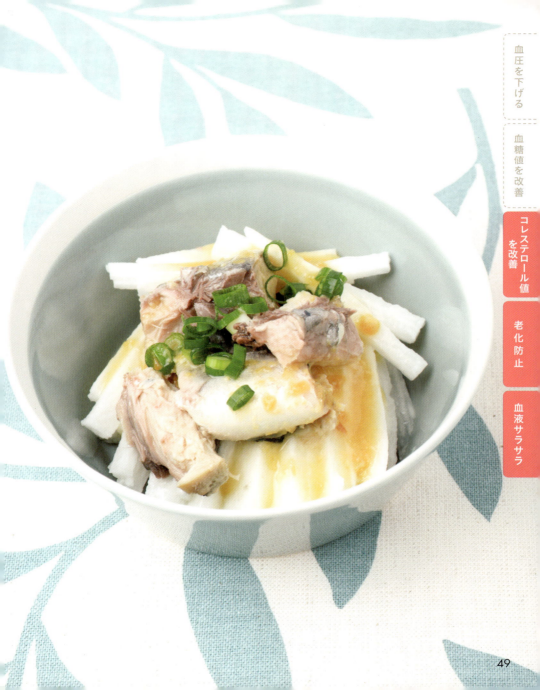

49

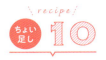

クエン酸で疲れをとりカルシウムの吸収を促進！
たたききゅうり、さば水煮缶の梅和え

92kcal
塩分含有量
0.8g
[1人分]

材料（2人分）

きゅうり … 2本
さば水煮缶 … 1/2缶
梅の果肉（たたいたもの）
… 小さじ1（味が薄ければ小さじ2）
しそ … 5枚

作り方

① きゅうりをすりこぎなどでたたいて割り、しそは千切りにし、水に通して水気をふく。
② きゅうりをボウルに入れ、梅、ほぐしたさば水煮缶の身を入れ、和えて盛り、しそをふる。

梅はきゅうりやさば水煮缶と相性抜群

きゅうりと相性がいい梅。梅のクエン酸は夏バテ気味の体にやさしいだけでなく、さば水煮缶に豊富に含まれるカルシウムの吸収を促進します。

郵便はがき

１０５-０００３

切手を
お貼りください

（受取人）
東京都港区西新橋2-23-1
3東洋海事ビル
（株）アスコム

女子栄養大学栄養クリニックの
さば水煮缶健康レシピ

読者　係

本書をお買いあげ頂き、誠にありがとうございました。お手数ですが、今後の出版の参考のため各項目にご記入のうえ、弊社までご返送ください。

お名前	男・女	才

ご住所　〒

Tel	E-mail

この本の満足度は何％ですか？	％

今後、著者や新刊に関する情報、新企画へのアンケート、セミナーのご案内などを
郵送またはeメールにて送付させていただいてもよろしいでしょうか？
□はい　□いいえ

返送いただいた方の中から**抽選で5名**の方に
図書カード5000円分をプレゼントさせていただきます。

※当選の発表はプレゼント商品の発送をもって代えさせていただきます。
※ご記入いただいた個人情報はプレゼントの発送以外に利用することはありません。
※本書へのご意見・ご感想に関しては、本書の広告などに文面を掲載させていただく場合がございます。

●**本書へのご意見・ご感想をお聞かせください。**

ご協力ありがとうございました。

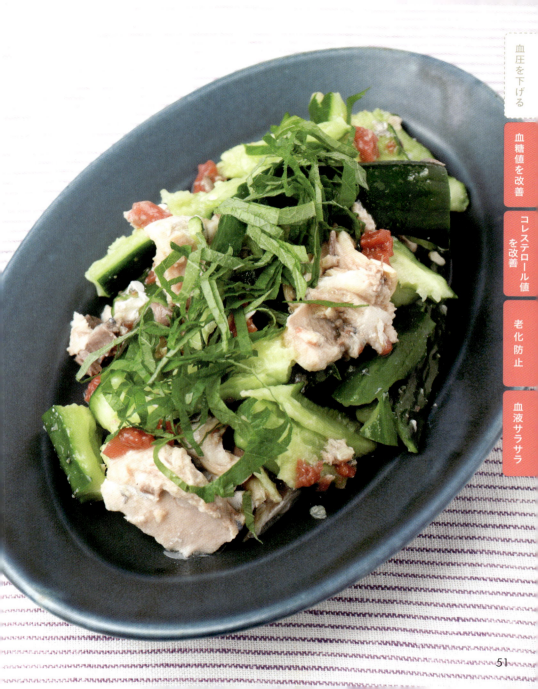

血圧を下げる / 血糖値を改善 / コレステロール値を改善 / 老化防止 / 血液サラサラ

血圧を下げる

血糖値を改善

コレステロール値を改善

老化防止

血液サラサラ

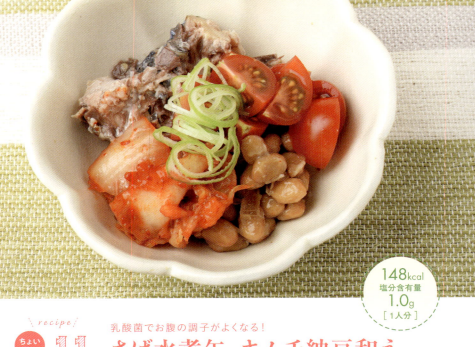

148kcal
塩分含有量
1.0g
[1人分]

recipe
ちょい足し 11

乳酸菌でお腹の調子がよくなる！
さば水煮缶、キムチ納豆和え

材料（2人分）

さば水煮缶
… 身：1/2缶、汁：大さじ1
白菜刻みキムチ
… 小1パック（50g）
納豆 … 1パック（40g）
プチトマト … 4個

作り方

❶ プチトマトは4つ割りにする。
❷ さば水煮缶の身をほぐし、ほかの材料と盛り合わせる。さば水煮缶の汁をかけて器で混ぜていただく。

 sava-navi ナットウキナーゼの効用 ： 納豆には血液サラサラ効果のあるナットウキナーゼ、キムチには乳酸菌が含まれます。

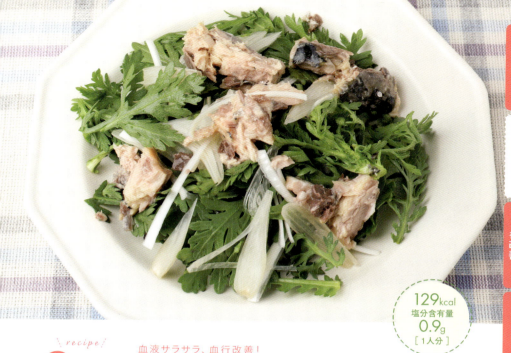

129kcal
塩分含有量
0.9g
[1人分]

血圧を下げる / 血糖値を改善 / コレステロール値を改善 / 老化防止 / 血液サラサラ

recipe ちょい足し 12

血液サラサラ、血行改善！

らっきょうとさば水煮缶の春菊サラダ

材料（2人分）

春菊の葉 … 1束分（80g）
長ねぎ
… 白いところ10cm（18g）
らっきょう甘酢漬け
… 40g
さば水煮缶 … 1/2缶
Ⓐ（さば水煮缶の汁　大さじ1、
　酢　大さじ1）

作り方

❶ 春菊の葉をつんで洗い水気をふく。らっきょうは縦薄切りにする。長ねぎは長さを半分、さらに縦半分に切って芯を抜き、千切りにして白髪ねぎにする。

❷ 春菊、白髪ねぎ、らっきょうを混ぜて盛り、さば水煮缶の身をほぐして盛る、Ⓐを混ぜてかける。

 生の春菊の効果　やわらかい春菊の葉は春菊の強い香りもなく、疲れをとるビタミンB_1、B_2、B_6などが含まれます。

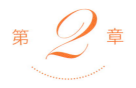

第2章

毎日食べたい！
さば水煮缶の健康レシピ

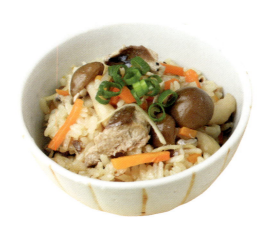

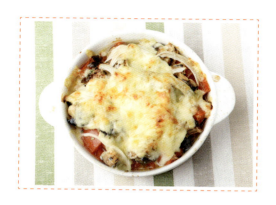

　薄味だから自由自在に味付けできるさば水煮缶は、
一品でお腹いっぱいになるご飯や麺類にも、
メインのおかずにも、
煮物や和え物などのサブのおかずにも、スープや味噌汁にも、
和・洋・中を問わず、どんな料理にも使える便利食材。
さば水煮缶のうまみたっぷりの汁も残さず利用して、
バラエティ豊かな食卓にしましょう。

健康ご飯&麺類レシピ

ワンプレートに、丼物に、パスタに、うどんに……。
一気に食べたい、満足感も得たい、でも健康には注意したい。
そんなわがままな人でも作って食べられる、ご飯&麺類のレシピです。

食物繊維が豊富で少量でも大満足！
さば水煮缶と大豆のドライカレー

505kcal
塩分含有量
2.2g
［1人分］

材料（3人分）

さば水煮缶
… 身：1缶、汁：大さじ2
大豆ドライパック … 80g
玉ねぎ … 1/2個（100g）
にんにく … 1/2かけ
しょうが … 1かけ（15g）
にんじん … 1/2本（70g）
ピーマン … 2個（60g）
オリーブ油 … 小さじ2
カレー粉 … 大さじ1と1/2
Ⓐ（ケチャップ　大さじ2、水　大さじ2、酒　大さじ2、塩　小さじ2/3）
あたたかいご飯 … 450g

作り方

❶ 玉ねぎ、ピーマンは1cm角に切り、にんじんは粗みじん切りにする。にんにくは芯を取ってみじん切り、しょうがはみじん切りにする。
❷ フライパンにオリーブ油を熱し、玉ねぎを炒める。透き通ったらにんにく、しょうが、にんじんを炒めしんなりしたらピーマン、さらにカレー粉を加えて炒める。
❸ さば水煮缶の汁と身をほぐし入れ、大豆とⒶを加えてさっと煮て、ご飯と盛る。

 ダイエットにもうれしいカレー

さばと大豆でタンパク質を豊富に摂取。さらに香辛料などが代謝を促します。

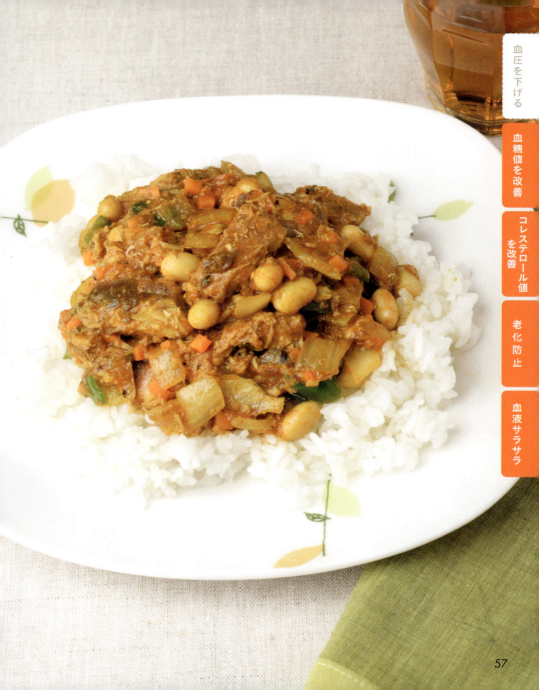

血圧を下げる | 血糖値を改善 | コレステロール値を改善 | 老化防止 | 血液サラサラ

57

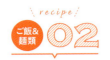

野菜たっぷりで食後の血糖値上昇を抑える！
スープカレー

525kcal
塩分含有量
1.9g
［1人分］

材料（2人分）

さば水煮缶
… 身：1缶、汁：大さじ2
玉ねぎ … 1/2個（100g）
ズッキーニ … 小1/2本（70g）
黄パプリカ … 1/2個（60g）
おろししょうが
… 1かけ分（15g）
カレー粉 … 大さじ1
Ⓐ（酒　大さじ1、めんつゆ3倍濃縮　大さじ1と1/3、水　1カップ）
油 … 大さじ1/2
あたたかいご飯 … 300g

作り方

❶ 玉ねぎは薄切り、ズッキーニは1cm幅の半月切り、パプリカは縦半分に切って横1cm幅に切る。
❷ フライパンに油を熱し、玉ねぎを炒める。しんなりしたらパプリカ、ズッキーニを加えてさっと炒め、カレー粉を加えて炒める。
❸ 香りが立ったらしょうがとⒶを入れて、さば水煮缶の身と汁を入れて煮立てあくを取り、フタをして2〜3分煮る。
❹ ご飯に添えて盛る。

食欲増進、整腸作用のあるスープ

カレー粉に含まれるターメリックには整腸作用があり、便秘解消、下痢止めなどの効果があります。また香辛料の働きで体を内側から温め、冷え性解消にもつながります。

血圧を下げる

血糖値を改善

コレステロール値を改善

老化防止

血液サラサラ

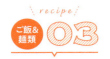

にらがビタミン B₁ の働きを強化する！

さばにらそば

495kcal
塩分含有量
2.7g
[1人分]

材料(2人分)

乾そば … 150g
にら … 1束(100g)
さば水煮缶 … 1缶(汁ごと)
みょうが … 2個(30g)
Ⓐ(めんつゆ3倍濃縮　大さじ2、オリーブ油　大さじ1/2、冷水　大さじ4、粗びき黒こしょう　少々)

作り方

❶ にらは4～5cm幅に切る。みょうがは小口切りにし、さっと水に通して水気をふく。
❷ たっぷりの熱湯にそばを入れて表示通りゆで、残り1分でにらの根元から入れて葉も入れてゆで、冷水にとってもみ洗いし、水気を絞って盛る。
❸ さば水煮缶の身をほぐしてから汁ごと❷にかけ、みょうがを盛り、混ぜたⒶをかける。

sava-navi　にらを食べて肩こり解消

ビタミン類、ミネラル類を豊富に含んでいる緑黄色野菜のにら。そのうまみと辛みがビタミン B₁ の働きを強化し、肩こりや疲れなどを解消します。

血圧を下げる / 血糖値を改善 / コレステロール値を改善 / 老化防止 / 血液サラサラ

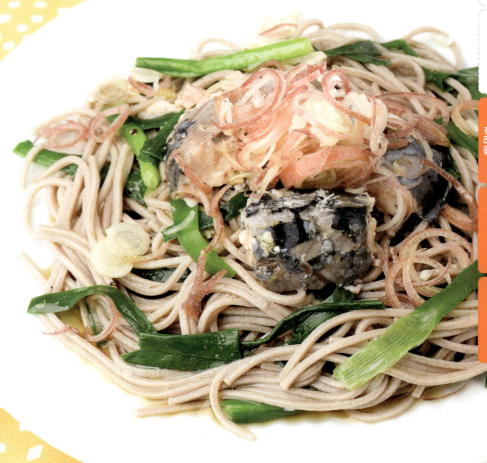

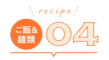

腸内環境を整え、便秘を解消する！
さばごぼう炊きこみご飯

392kcal
塩分含有量
1.4g
[1人分]

材料（4人分）

米 … 2合
さば水煮缶 … 1缶（汁ごと）
ごぼう … 1/3本（50g）
にんじん … 1/2本（70g）
しめじ … 小1パック（100g）
しょうが … 1かけ分（15g）
Ⓐ（しょうゆ　大さじ1と1/2、酒　大さじ2）
万能ねぎ … 1本

食後の血糖値上昇を抑える

ごぼうとしめじ、にんじんの不溶性食物繊維の効果で、食後の血糖値上昇を抑えます。

作り方

❶ 米は洗ってざるにあげ、ラップをして30分おく。
❷ ごぼうはたわしで洗い、2〜3cmの千切りにし、さっと水につけ、水気をきる。にんじんも同じ長さの千切りにする。しめじは石づきを取ってほぐす。しょうがは千切りにする。
❸ 炊飯器の内がまに、米、さば水煮缶の汁、Ⓐを入れてから、水を足して2合の水加減にし、さっと混ぜる。

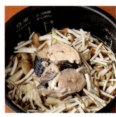

❹ ❸にごぼう、にんじん、しめじ、しょうが、さば水煮缶の身をのせてスイッチを入れて普通に炊く。
❺ 炊きあがったらさっくり混ぜて盛り、小口切りにしたねぎをふる。

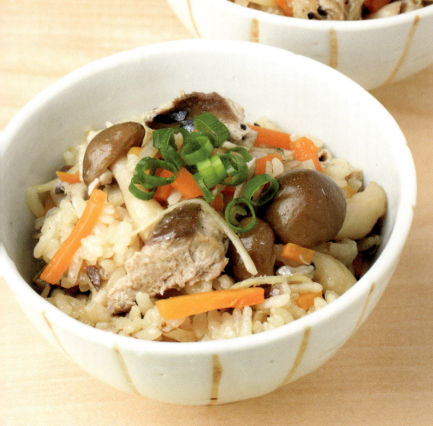

血圧を下げる | 血糖値を改善 | コレステロール値を改善 | 老化防止 | 血液サラサラ

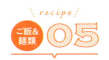

さば水煮缶とピーマンの しょうがチャーハン 目玉焼き添え

しょうが効果でさばのうまみを引き出す!

512kcal
塩分含有量
1.8g
［1人分］

材料（2人分）

さば水煮缶 … 1/2缶
あたたかいご飯 … 300g
酒 … 大さじ1
しょうが … 1かけ分
長ねぎ … 1/2本（50g）
ピーマン … 2個（60g）
油 … 大さじ1と1/3
卵 … 2個
Ⓐ（塩　小さじ1/3、こしょう　少々、しょうゆ　小さじ1）

作り方

❶ 長ねぎはみじん切り、ピーマンは4つ割りにして横薄切りにする。さば水煮缶は汁気をきって身をほぐす。しょうがはみじん切りにする。

❷ フライパンに油大さじ1を中火で熱し、しょうがとピーマン、長ねぎをさっと炒め、ご飯を加えて酒をふり、パラリとするまで炒める。

❸ さば水煮缶の身、Ⓐを順に加えて炒め合わせて盛る。

❹ フライパンを洗ってふき、残りの油を中火で熱し、卵を割り入れ、フタをして弱めの中火で2〜3分焼き、チャーハンに添える。

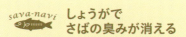

しょうがで さばの臭みが消える

青魚特有のさばの臭みが気になる人は、しょうがでひと工夫。しょうがなら臭みを抑えるだけでなく、缶詰にギュッと凝縮されたさばのうまみを引き出してくれます。

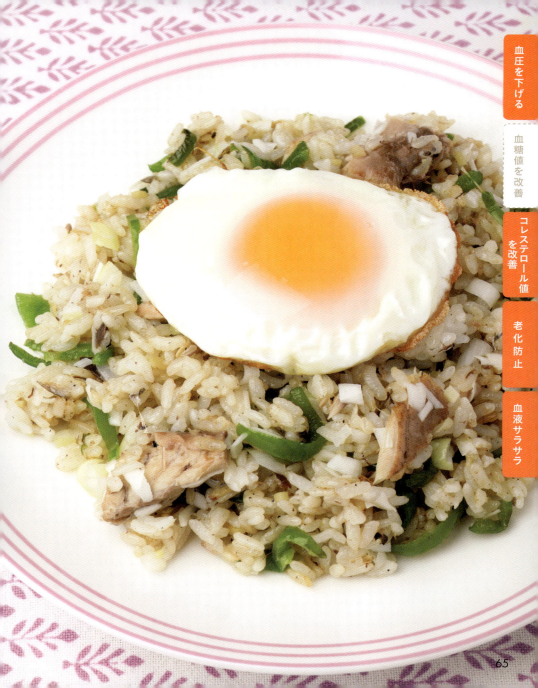

血圧を下げる | 血糖値を改善 | コレステロール値を改善 | 老化防止 | 血液サラサラ

65

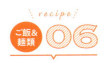

ご飯&麺類 recipe 06

にんにくはさばのうまみを引き出す！
さばブロッコリーペペロンチーノ

447kcal
塩分含有量
1.6g
［1人分］

材料（2人分）

フジッリ … 140g
さば水煮缶
… 身：1/2缶、汁：大さじ1
にんにく … 1かけ
赤唐辛子（小口切り）
… 1/2本分
オリーブ油 … 大さじ1
ブロッコリー
… 小1/2強（150g）
白ワイン … 大さじ1
Ⓐ（しょうゆ　小さじ1/2、粗びき黒こしょう　少々）

作り方

❶ さば水煮缶は身をほぐす。にんにくは芯を取ってみじん切り、ブロッコリーは食べやすいように小さめに切り分ける。

❷ 熱湯1.5ℓに塩小さじ2を入れてフジッリを加え、袋の表示時間通りにゆではじめる。残り1〜2分でブロッコリーを加えて一緒にゆであげる。

❸ フジッリをゆではじめたら、フライパンにオリーブ油、にんにく、赤唐辛子を入れ弱火で炒め合わせ、にんにくがカリッとしたら火を止め、ゆで汁大さじ1を加えておく。

❹ フジッリがゆであがったら❸を強めの中火にかけて、さば水煮缶、白ワイン、汁気をきったフジッリとブロッコリーを加えて炒め合わせ、Ⓐをふって味をととのえて盛る。

 sava-navi

ポイントは にんにくのグルタミン酸

代表的なうまみ成分「グルタミン酸」を豊富に含んでいるにんにく。そのグルタミン酸がブロッコリーのうまみを引き出します。

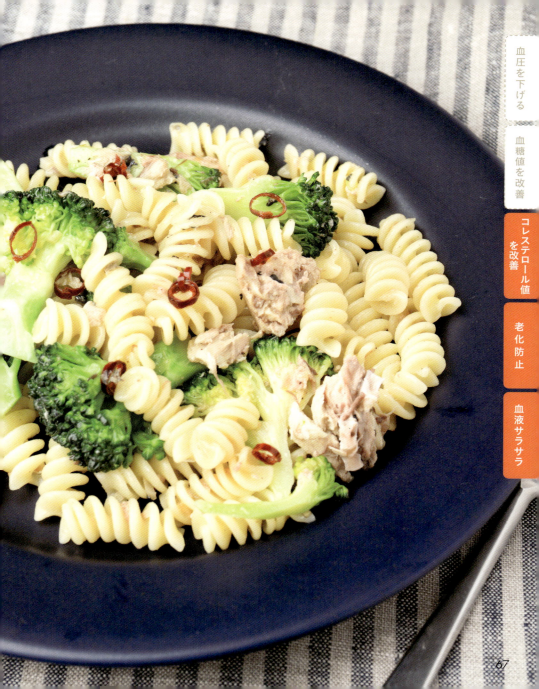

血圧を下げる / 血糖値を改善 / コレステロール値を改善 / 老化防止 / 血液サラサラ

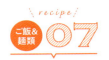

梅干しを効果的に使って減塩！
さば水煮缶ともやしの焼きうどん

523kcal
塩分含有量
2.4g
［1人分］

材料（2人分）

さば水煮缶
… 身：1缶、汁：大さじ1
無塩うどん … 2玉
長ねぎ … 1/4本（25g）
赤パプリカ … 1/4個（30g）
もやし … 1/2パック（100g）
キャベツ … 2枚（100g）
オリーブ油 … 大さじ1
塩 … 小さじ1/5
Ⓐ（オイスターソース　小さじ2、酒　小さじ2、こしょう少々）
梅（果肉たたいたもの）
… 小さじ1

作り方

❶ さば水煮缶は汁を取っておき、身をほぐす。
❷ うどんはざるに入れて流水をかけ、ほぐす。
❸ 長ねぎ、パプリカは斜め薄切り、もやしは洗って水気をきる。キャベツはざく切りにする。
❹ フライパンにオリーブ油大さじ1/2を入れて、パプリカ、長ねぎ、もやし、キャベツを順に加えて炒め、塩をふって混ぜ、ざるにあげる。
❺ 残りのオリーブ油を熱して、うどんを入れて熱くなるまで炒め、❹を戻し、さば水煮缶の身と汁、Ⓐを加えて手早く炒め合わせて盛り、梅を添える。

sava-navi　**野菜とうどんを別々に炒める**

無塩うどんに塩分控えめのさば水煮缶。物足りない味になりそうですが、野菜とうどんを別々に炒めてからあわせると、味がしっかりついておいしく食べられます。

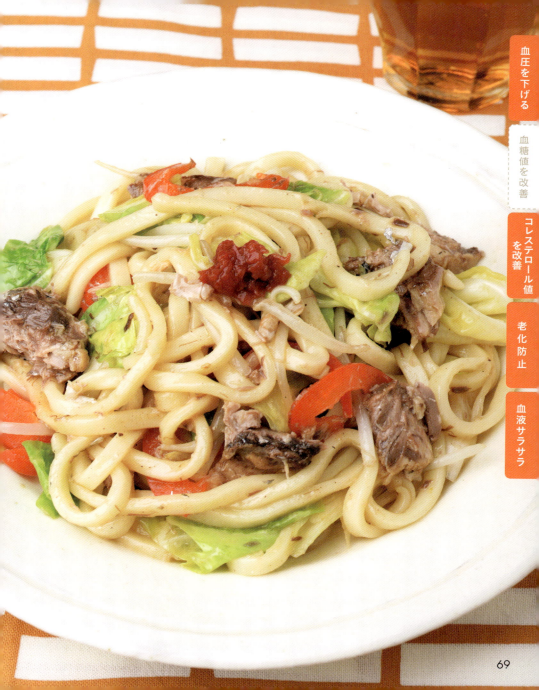

血圧を下げる 血糖値を改善 コレステロール値を改善 老化防止 血液サラサラ

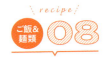

ごまと香味野菜で食欲減退の夏を乗り切る！
冷汁

409kcal
塩分含有量
1.6g
［1人分］

材料（2人分）

あたたかいご飯 … 240g
さば水煮缶 … 1/2缶
Ⓐ（さば水煮缶の汁　大さじ2、白すりごま
　大さじ2、味噌　大さじ1、冷水　1カップ）
きゅうり … 1/2本
生とうもろこし … 大1/2本（実100g）
しそ … 5枚

作り方

① さば水煮缶の身をほぐす。Ⓐを混ぜ合わせる。
② きゅうりは小口切り、とうもろこし1/2本はラップで包み、レンジに2分かけて冷まし、実を取る。しそは粗みじん切りにする。
③ あたたかいご飯を盛り、①と②をのせてⒶをかける。

sava-navi

脱水も防ぎ、食欲を増進する

宮崎県をはじめとする郷土料理である「冷汁」。さば水煮缶バージョンもごまや香味野菜を使うから、食欲が落ちる夏でも、不足しがちなタンパク質やビタミン、水分を摂ることができます。

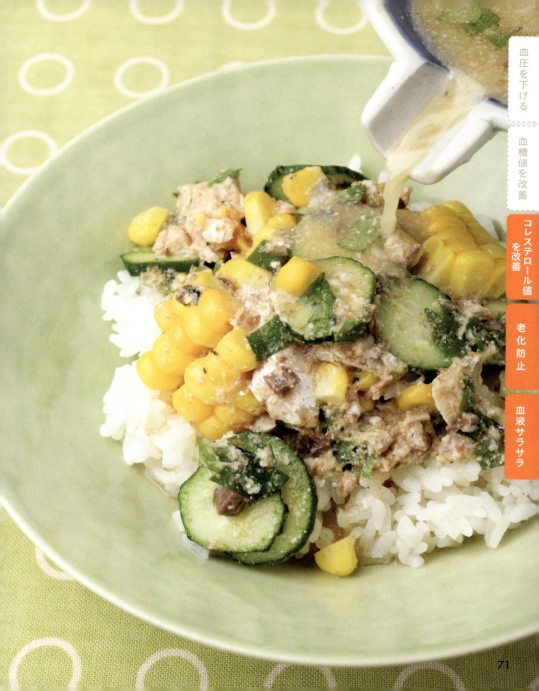

血圧を下げる 血糖値を改善 コレステロール値を改善 老化防止 血液サラサラ

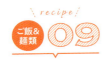

簡単なのにビタミンB₁、B₂たっぷり！
さば水煮缶の卵とじ丼

470kcal
塩分含有量
2.3g
[1人分]

材料（2人分）

あたたかいご飯 … 300g
もみのり … 1/2枚分
さば水煮缶
… 身：1/2缶、汁：大さじ1
わけぎ … 3本（100g）
生しいたけ … 3個
Ⓐ（めんつゆ3倍濃縮　大さじ2、酒　大さじ1、水　大さじ3）
卵 … 2個
粉山椒 … 少々

作り方

❶ わけぎは3〜5mm幅に切り、白いところを分ける。しいたけは石づきを取って薄切りにする。

❷ フライパンにわけぎの白いところ、Ⓐ、しいたけ、さば水煮缶の汁を煮立て、フタをして弱めの中火で1分煮る。さば水煮缶の身をほぐし入れ、わけぎの残りを入れてフタをしてさらに1分ほど煮る。

❸ 全体をさっと混ぜて強めの中火にし、溶き卵を流し入れてさっと煮て、ご飯にのりをふり、汁ごとのせて盛る。好みで粉山椒をふる。

 クイック料理で元気回復

さば水煮缶の汁を煮立てて1分、身をほぐし入れて1分。あとは卵でとじるだけで簡単にできる一品ですが、さば水煮缶に含まれたビタミンB₁、B₂でしっかり疲れがとれます。

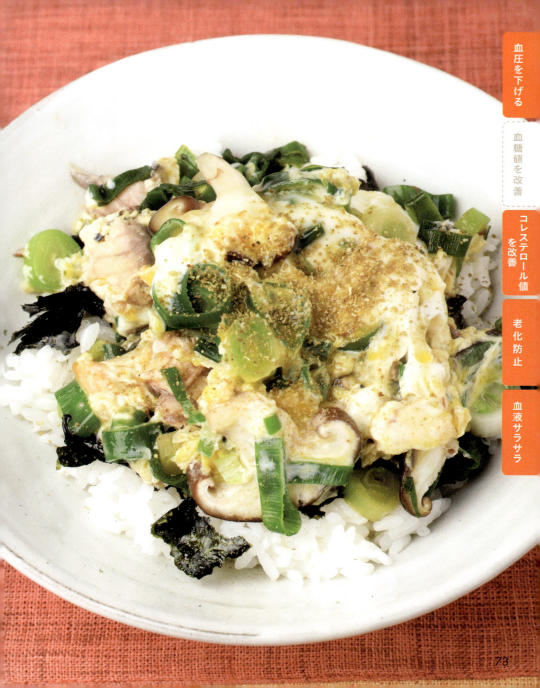

血圧を下げる / 血糖値を改善 / コレステロール値を改善 / 老化防止 / 血液サラサラ

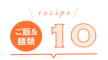

ご飯&麺類 recipe 10

骨粗しょう症予防にオススメの一皿！
さば水煮缶と水菜のパスタ

518kcal
塩分含有量
2.4g
[1人分]

材料(2人分)

スパゲッティ … 140g
さば水煮缶
… 1缶(汁ごと)
水菜 … 1/2束(100g)
にんにく … 1かけ
赤唐辛子 … 2本
オリーブ油 … 大さじ1
塩、こしょう … 少々
レモンのくし切り … 2個

作り方

① 水菜は4〜5cmに切る。
② 熱湯1.5ℓに塩大さじ1を入れて半分に折ったスパゲッティを入れて表示時間通りゆでる。
③ フライパンにつぶしたにんにくと種を取った赤唐辛子、オリーブ油を入れて弱火にかけ、香りと辛みを移し、にんにくは除く。
④ 強めの中火にして、さば水煮缶を汁ごと、ゆでたスパゲッティの汁気をきって入れよく和える。味をみて塩・こしょうをふり、火を止めて水菜を加えて混ぜて盛り、レモンを添える。

sava-navi 水菜のカルシウムは驚く含有率

くせがなく食べやすい野菜の水菜。100gあたりのカルシウム含有率は、なんと牛乳の約2倍になります。さば水煮缶に含まれるカルシウムと一緒に食べて骨を強くしましょう。

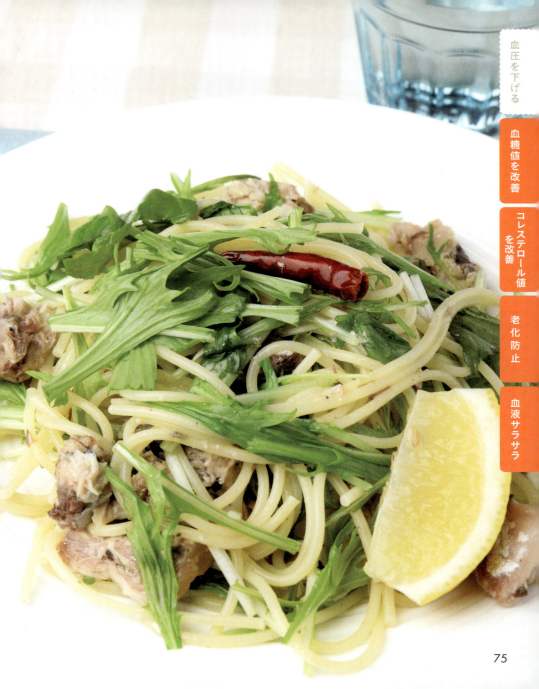

血圧を下げる / 血糖値を改善 / コレステロール値を改善 / 老化防止 / 血液サラサラ

75

健康主菜レシピ

鍋の具材として入れても、相性のいい食材と一緒に炒めてもいいさば水煮缶。
和・洋・中のどんな料理にも活用できます。
ここで紹介するのは、さば水煮缶をメイン食材に使ったレシピです。

主菜 01

腸内環境を整える食物繊維たっぷり！
さば水煮缶のキムチ鍋

391kcal
塩分含有量
2.9g
［1人分］

材料（2人分）

さば水煮缶 … 1缶（汁ごと）
白菜きざみキムチ … 80g
豚もも肉 … 3枚（60g）
絹豆腐 … 100g
キャベツ … 200g
長ねぎ … 1本（100g）
えのき … 大1/2パック（80g）
ごま油 … 大さじ1/2
Ⓐ（酒　大さじ2、味噌　大さじ1、水　1と1/2カップ）

作り方

❶ 豚肉はひと口大に切る、豆腐は半分に切る。キャベツはざく切り、長ねぎは斜め1cm幅に切る。えのきは石づきを取ってほぐす。
❷ 鍋にごま油大さじ1/2を熱し、豚肉とキムチを50g炒め、Ⓐを加えて煮立てる。
❸ 残りの材料、さば水煮缶は汁ごと入れてさっと煮、仕上げに残りのキムチをのせていただく。

 sava-navi 夏だから食べたいホットな鍋

暑い夏でもキムチが食欲を刺激する一品。鍋は野菜も豊富なので、食後の血糖値の上昇を抑えるだけでなく、腸内環境を整える食物繊維が多く満足感たっぷりです。

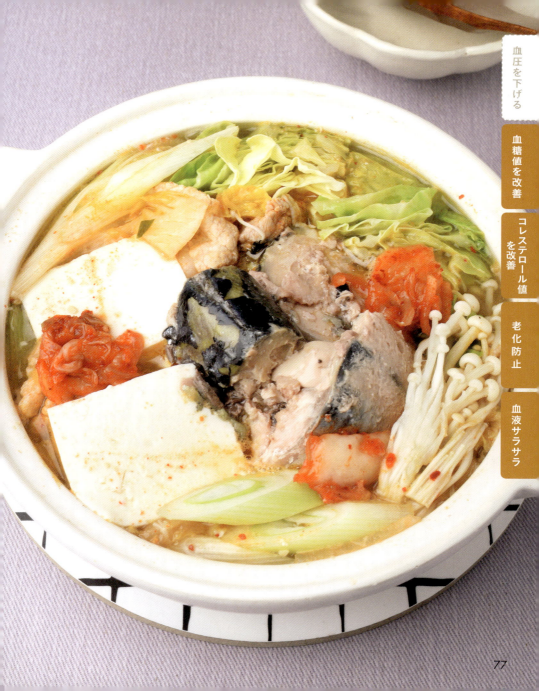

血圧を下げる / 血糖値を改善 / コレステロール値を改善 / 老化防止 / 血液サラサラ

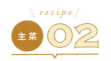
主菜 02

おからの満腹効果はダイエットにおすすめ！
さば水煮缶のおから煮

295kcal
塩分含有量
1.4g
[1人分]

材料（2人分）

さば水煮缶
… 身：1/2缶、汁：大さじ1
おから … 100g
しめじ … 小1/2パック（50g）
にんじん … 小1/2本（50g）
万能ねぎ … 2本
卵 … 1個
Ⓐ（水　1/2カップ、酒　大さじ1、みりん　大さじ1、めんつゆ3倍濃縮　大さじ1）
油 … 大さじ1

作り方

❶ しめじは石づきを取ってほぐす。にんじんは輪切りにし、1cm幅に切る。万能ねぎは2cm幅に切る。

❷ フライパンに油を熱し、しめじ、にんじん、おからを順に入れて炒める。Ⓐ、さば水煮缶の汁と身を入れてほぐし、煮立ったらフタをして弱めの中火3〜4分煮る。

❸ フタを取って汁気を飛ばしてさっと煮て、溶き卵を入れて混ぜながら火を通して盛る。

 sava-navi　食物繊維たっぷりのおから

おからは大豆から豆乳を搾った残りですが、食物繊維、カルシウム、タンパク質、炭水化物、カリウムなどの栄養素を豊富に含む健康食材。うまみを含んでいるので、お酒にも合う一品です。

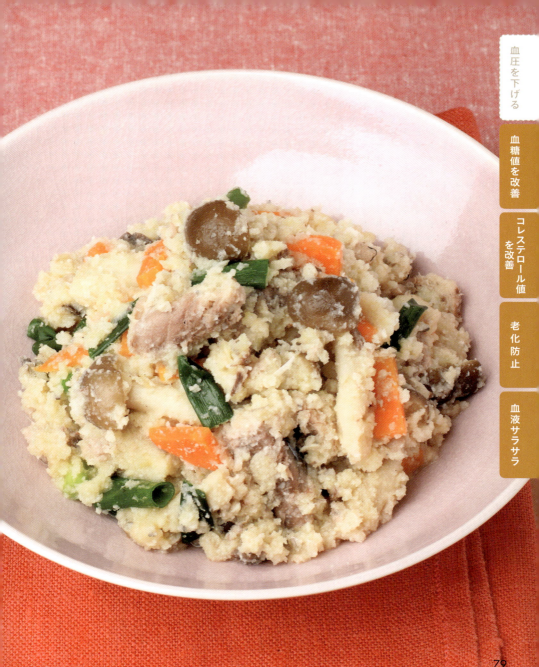

血圧を下げる / 血糖値を改善 / コレステロール値を改善 / 老化防止 / 血液サラサラ

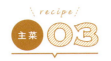

ゴーヤで老化防止、肌荒れ防止！
さば、ゴーヤチャンプルー

284kcal
塩分含有量
1.5g
[1人分]

材料（2人分）

木綿豆腐 … 2/3丁（200g）
さば水煮缶
… 身：1/2缶、汁：大さじ1
ゴーヤ … 小1/2本（100g）
にんじん … 小1/2本（50g）
ごま油 … 大さじ1
塩 … 小さじ1/3
こしょう … 少々
酒 … 大さじ1
卵 … 1個

作り方

❶ 豆腐は縦半分1cmの厚さに切り、ペーパータオルにはさんで水気をきる。
❷ ゴーヤは縦半分に切り、種とワタを取って横3mm幅に切る。にんじんは太めの千切りにする。
❸ フライパンにごま油大さじ1/2を熱し、中火で豆腐を両面焼き、取りだす。
❹ 残りのごま油を熱し、ゴーヤ、にんじんを炒める。ごま油がなじんだら塩、こしょうをふって炒め、酒、さば水煮缶の汁、さば水煮缶の身をほぐし入れて全体を混ぜる。豆腐を戻し入れて溶き卵を加え、大きく混ぜて火を通し、盛る。

sava-navi ゴーヤでビタミンCをしっかり摂る

ゴーヤには、ビタミンCが多く含まれています。暑さに負けず老化防止、肌荒れ防止のために積極的に摂りたい食材です。さば水煮缶のうまみがゴーヤの苦味をやわらげる効果もあります。

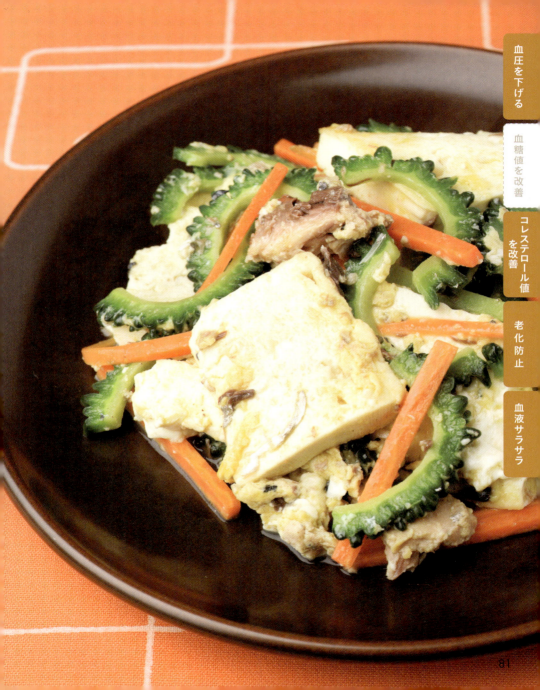

血圧を下げる / 血糖値を改善 / コレステロール値を改善 / 老化防止 / 血液サラサラ

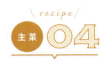

さっと作れるさばのコロッケ風！
さばとじゃがいものパン粉焼き

204kcal
塩分含有量
1.0g
［1人分］

材料（2人分）

じゃがいも … 2個（200g）
さば水煮缶 … 1/2缶
パセリ … 1本
塩 … 小さじ1/5
こしょう … 少々
マヨネーズ … 大さじ1
パン粉 … 大さじ2
水 … 大さじ2

作り方

① パセリはみじん切りにして水に通して水気をふく。じゃがいもは4つ割りにし、耐熱ボウルに入れて水大さじ2をふって、ふんわりラップし、レンジに4分半〜5分かける。
② じゃがいもが熱いうちにマッシャーなどでつぶし、塩・こしょう、汁気をきったさば水煮缶の身、パセリを混ぜて耐熱皿に入れる。マヨネーズを細い口でジグザグに絞り、パン粉をふり、トースターで4〜5分焼く。

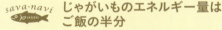

sava-navi じゃがいものエネルギー量はご飯の半分

ご飯100gのカロリーは168kcal、じゃがいもは76kcal。つまり、ご飯の半分の量でも満足感が得られるのがじゃがいもです。うまく活用するとダイエットに有効な食材です。

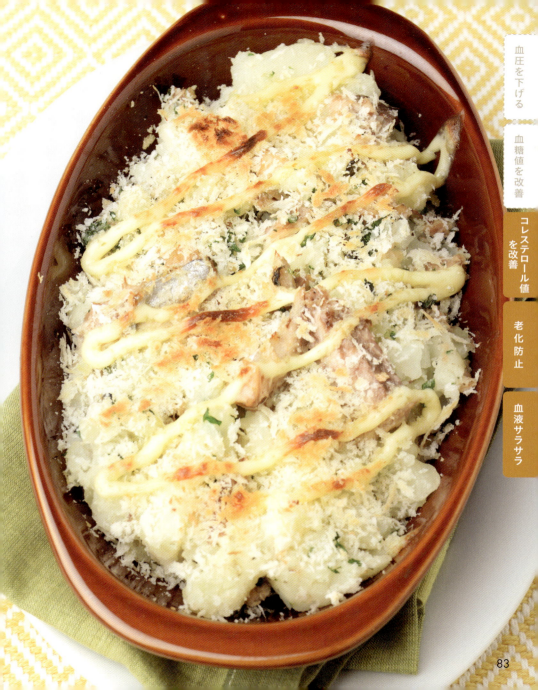

血圧を下げる 血糖値を改善 コレステロール値を改善 老化防止 血液サラサラ

83

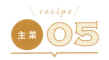

主菜 05

にらでさば水煮缶効果がさらにアップ！
さばにらたま

267kcal
塩分含有量
1.1g
［1人分］

材料（2人分）

さば水煮缶
… 身：1/2缶、汁：大さじ2
にら … 1束（100g）
卵 … 2個
プチトマト … 8個
ごま油 … 大さじ1
しょうゆ … 小さじ1
こしょう … 少々

作り方

1. にらは3cm幅に切る。プチトマトは縦半分に切る。
2. 溶き卵にさば水煮缶の汁を入れて混ぜる。
3. ごま油大さじ1/2をフライパンに熱し、❷を入れて大きく混ぜて半熟に火を通し、取りだす。

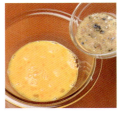

4. フライパンをふいて残りのごま油を熱し、にらの軸、さば水煮缶の身、にらの葉を順に加えて炒め、しょうゆ、こしょうを混ぜる。プチトマトを入れて、卵を戻し入れてさっと混ぜ、器に盛る。

---

 sava-navi さばのビタミンB₁が活性化する

疲労回復に効果のあるビタミンB₁。その含有率が魚の中でトップクラスなのが、さば。そして、そのビタミンB₁の活性を高めてくれるのが、緑黄色野菜のにらです。

血圧を下げる / 血糖値を改善 / コレステロール値を改善 / 老化防止 / 血液サラサラ

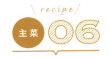

主菜 recipe 06

貧血予防にもお肌にもやさしい！
さばじゃが

361kcal
塩分含有量
1.6g
[1人分]

材料(2人分)

さば水煮缶 … 1缶（汁ごと）
じゃがいも … 小3個（250g）
長ねぎ … 1本（100g）
油 … 大さじ1/2
Ⓐ（水　約150ml、みりん　大さじ1、酒　大さじ1）
Ⓑ（味噌　小さじ2、水　大さじ2〜3）

作り方

1. じゃがいもは4つ割りにしてさっと水にさらす。ねぎは小口切りにする。さば水煮缶は缶のままほぐす。

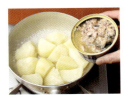

2. 鍋に油を熱し、じゃがいもを透き通るまで炒める。透き通ったらⒶを入れて煮立て、フタをして弱火で12〜15分ほど煮る。
3. じゃがいもに火がほぼ通ったら、さば水煮缶、混ぜたⒷ、ねぎを入れて大きく混ぜ、フタをしてさっと煮て、器に盛る。

---

 sava-navi　じゃがいもの活用法

じゃがいもは、いろいろな食材との相性がよく、加熱してもビタミンCの損失が少ない食材です。

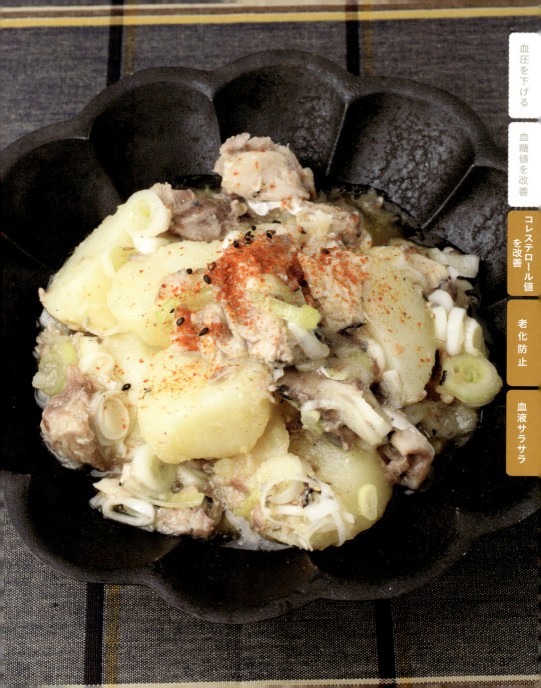

血圧を下げる | 血糖値を改善 | コレステロール値を改善 | 老化防止 | 血液サラサラ

主菜 07

夏の冷房で冷えた体を温める！
さばマーボー

321 kcal
塩分含有量
1.9g
［1人分］

材料（2人分）

木綿豆腐 … 1丁（300g）
生しいたけ … 3個（45g）
さば水煮缶
… 身：1/2缶、汁：大さじ1
しょうが … 1かけ
にら … 1/3束（30g）
Ⓐ（豆板醤　小さじ1/2、味噌　大さじ1、酒　大さじ1、みりん　大さじ1、粗びき黒こしょう　少々）
水 … 1/2カップ
ごま油 … 大さじ1
Ⓑ（片栗粉　小さじ2、水　小さじ4）
粉山椒 … 適量

作り方

❶ しいたけは石づきを取って粗みじん切り、にらは1.5cm幅に切る。豆腐は2cm角に切る。しょうがはみじん切りにする。

❷ フライパンにごま油を熱し、しょうが、しいたけを順に加えて炒め、Ⓐを順に加えて混ぜる。水を加えて煮立て、ほぐし

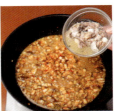

たさば水煮缶の身と汁を入れ、豆腐を加えて再び煮立ったらフタをして弱めの中火で2分ほど煮る。

❸ にらを加え、Ⓑを混ぜて、数回に分けて加えてとろみをつけ、器に盛って山椒をふる。

 夏バテ気味でも食べて満足

食欲が落ちがちな夏でも食欲をそそるしょうがと植物性タンパク質たっぷりの豆腐を使ったマーボーは、夏バテ解消にオススメ。しょうがを使ったとろみのある料理は、体を中から温めてくれます。

血圧を下げる　血糖値を改善　コレステロール値を改善　老化防止　血液サラサラ

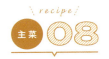

セロリとさば水煮缶は相性抜群！
セロリギョウザ

203kcal
塩分含有量
0.7g
［1人分］

材料（24個分※約4人分）

さば水煮缶 … 1缶
セロリ
… 1本（葉と軸合わせて100g）
ねぎ … 1/2本
おから … 10〜20g（※）
Ⓐ（しょうゆ　小さじ1、酒　小さじ1、ごま油　小さじ1、片栗粉　大さじ1/2、粗びき黒こしょう　少々）
ギョウザの皮 … 24枚
ごま油 … 大さじ1
酢 … 約大さじ2

※おからは密閉袋に平らにして入れて冷凍すると使いやすい。1か月ほど保存可能。

作り方

❶ セロリ、ねぎはみじん切りにし、さば水煮缶の汁気をきって混ぜ、さらに、おから（まとまりやすい量を加減する）とⒶを加えて混ぜる。
❷ ギョウザの皮のまわりに水をつけ、❶を等分にのせ、ひだを寄せて包む。
❸ フライパンにごま油大さじ1/2を熱し、❷の半分（12個）をならべ熱湯1/3カップを注ぎ、フタをして弱めの中火で3〜4分蒸し焼きにする。
❹ 水気がなくなったらフタを取って水気を飛ばして焼き、焼き色が付いたら皿に盛る。残り半分（12個）も同様に焼き、酢をつけていただく。一味唐辛子を酢に入れても。

 食物繊維で便秘解消

青魚特有のさばの臭みを消し、うまみを引き出してくれるセロリ。食物繊維が多く含まれる食材なので、腸内環境を整え、便秘解消にも役立ちます。

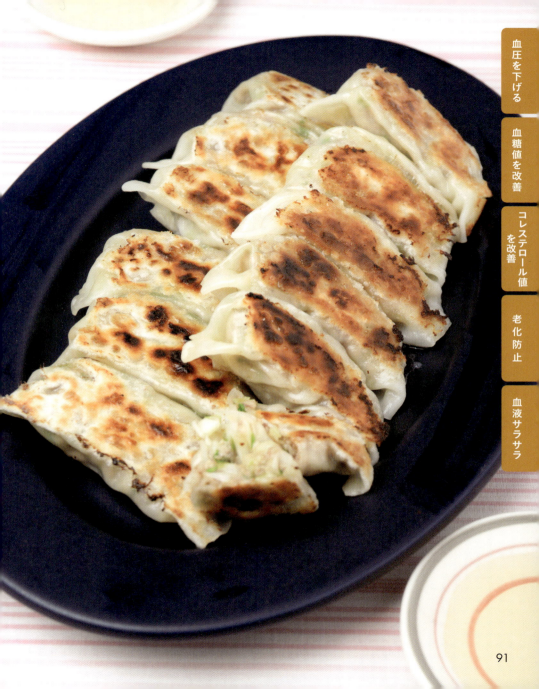

血圧を下げる | 血糖値を改善 | コレステロール値を改善 | 老化防止 | 血液サラサラ

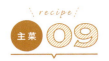

主菜 recipe 09

食物繊維豊富で便秘を解消する！
さば水煮缶のおろしハンバーグ

281kcal
塩分含有量
1.9g
[1人分]

材料（2人分）

さば水煮缶 … 1缶（汁ごと）
おから … 20g
長ねぎ … 1/2本（50g）
れんこんのすりおろし … 80g
Ⓐ（酒　大さじ1、片栗粉　大さじ1/2、塩　少々、こしょう　少々）
オリーブ油 … 大さじ1/2
ベビーリーフ
… 小1パック（30g）
大根 … 3cm
（おろして汁気をきって50g）
しそ … 2枚
ポン酢しょうゆ … 小さじ2

作り方

❶ ボウルにさば水煮缶を汁ごと入れ、おから、みじん切りにした長ねぎ、汁気を絞ったれんこん、Ⓐを入れてよく混ぜて、2等分の小判型にする。

❷ フライパンにオリーブ油を中火で熱し、❶を入れてフタをし、弱めの中火で両面3分くらい焼く。

❸ ベビーリーフを皿に盛り、しそをのせて大根おろしをのせ、ポン酢しょうゆをかけていただく。

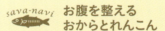

**お腹を整える
おからとれんこん**

食物繊維がたっぷりのおからとれんこんだから、お腹の調子がよくなるハンバーグ。ビタミン、ミネラルも豊富で、さば水煮缶効果をさらに高めてくれます。

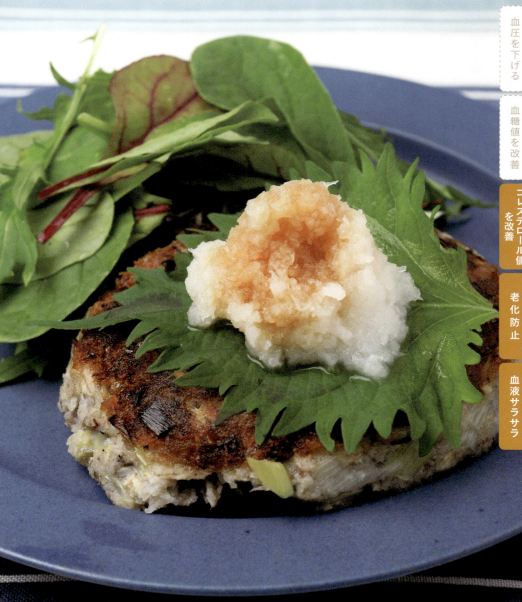

血圧を下げる | 血糖値を改善 | コレステロール値を改善 | 老化防止 | 血液サラサラ

93

主菜 recipe 10

酸味とうまみで減塩でもおいしい！
さば水煮缶 クリームチーズ、アボカドの春巻き

173kcal
塩分含有量
0.4g
［1本分］

材料（4枚分）

春巻きの皮 … 4枚
アボカド … 1/2個（80g）
さば水煮缶 … 1/2缶
クリームチーズ … 40g
しそ … 8枚
オリーブ油 … 大さじ1

作り方

① アボカド、クリームチーズは1cm角に切り、さば水煮缶は汁気をきってほぐし混ぜる。
② 春巻きの皮の角を手前に置き、しそ2枚を置き、①の1/4量を横に広げてのせ、手前をおり、両端をたたみ手前から平らに巻いて巻き終わりを下にしておく。これを4本作る。
③ フライパンにオリーブ油を半量熱し、中火で巻き終わりを下にして焼く。2分ほど焼いたら上下を返して残りの油をふってカリッと焼き、好みで食べやすく切って盛る。

sava-navi クリームチーズとさば水煮缶で減塩に

クリームチーズの酸味とうまみを利用して、減塩でもおいしく食べられるさば水煮缶料理。クリームチーズのほかに、カマンベールチーズやピザチーズを使っても。

血圧を下げる

血糖値を改善

コレステロール値を改善

老化防止

血液サラサラ

健康副菜レシピ

日本の伝統的な食卓の基本は、一汁三菜。
保存のきくさば水煮缶と野菜を使って、
手軽にできる副菜レシピです。

副菜 01

大根の葉でカルシウムを補給する！
さば水煮缶と千切り大根さっと煮

153kcal
塩分含有量
1.2g
[1人分]

材料(2人分)

大根 … 4〜5cm(200g)
大根の葉 … 30〜40g
さば水煮缶
… 身:1/2缶、汁:大さじ1
しいたけ … 2個
Ⓐ(水　1/2カップ、酒　大さじ1、みりん　大さじ1、めんつゆ3倍濃縮　大さじ1)

作り方

❶ 大根は薄い輪切りにして太めの千切り、葉は小口切りにする。さば水煮缶の身はほぐし、しいたけは石づきを取って薄切りにする。

❷ 鍋にⒶ、さば水煮缶の汁を入れて大根を入れて煮立て、あくを取り、フタをして弱火で3分煮る。

❸ さば水煮缶の身、しいたけ、大根の葉を入れて再び煮立ったら、フタをして2分ほど煮て器に盛る。

 大根の葉は捨てないこと

たくさんの栄養素を含んでいる大根の葉。カルシウムの量は小松菜に匹敵するほどです。

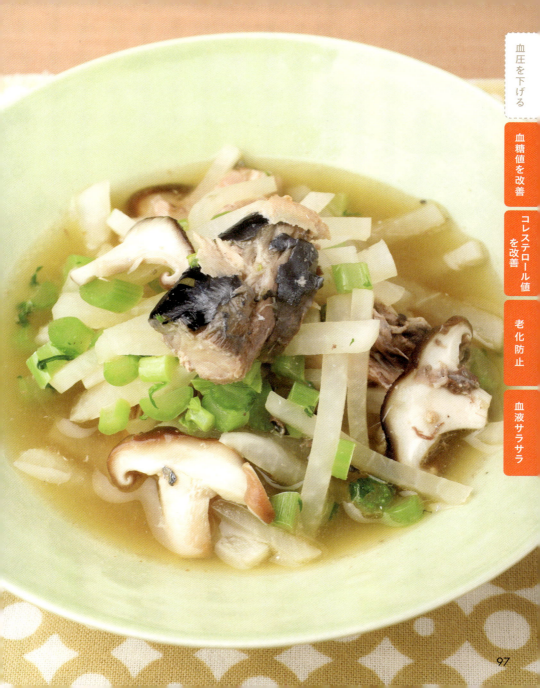

血圧を下げる | 血糖値を改善 | コレステロール値を改善 | 老化防止 | 血液サラサラ

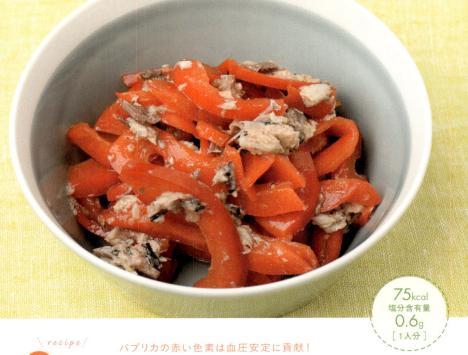

75kcal
塩分含有量
0.6g
[1人分]

血圧を下げる / 血糖値を改善 / コレステロール値を改善 / 老化防止 / 血液サラサラ

recipe 副菜 02

パプリカの赤い色素は血圧安定に貢献！

さば水煮缶とパプリカのナムル

材料（2人分）

赤パプリカ … 1個（120g）
さば水煮缶 … 1/4缶
🅐（ごま油　小さじ1、塩　小さじ1/6、おろしにんにく　少々、粗びき黒こしょう　少々）

作り方

❶ パプリカは4つ割りにして斜め5mm幅に切り、耐熱ボウルに入れてふんわりラップし、レンジに1分かけ、粗熱を取って水気をふく。
❷ ボウルに戻し、汁気をきったさば水煮缶、🅐を加えて和えて盛る。

 sava-navi　**カプサンチンに抗酸化作用**　パプリカに含まれる赤い色素のカプサンチンには、とても強い抗酸化作用があります。

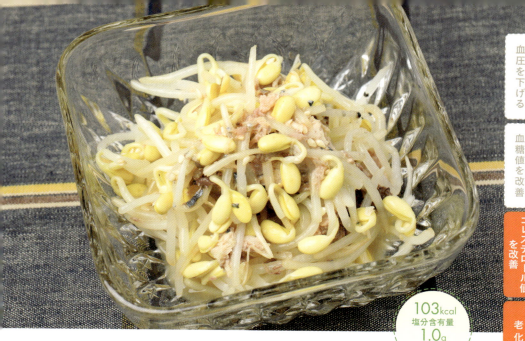

103kcal
塩分含有量
1.0g
[1人分]

血圧を下げる
血糖値を改善
コレステロール値を改善
老化防止
血液サラサラ

副菜 recipe 03 さば水煮缶と大豆もやしのナムル

大豆もやしのビタミンB₁、B₂で疲れをとる！

材料（2人分）

大豆もやし … 1袋（180g）
Ⓐ（熱湯 1カップ、塩 小さじ1）
さば水煮缶 … 1/4缶
Ⓑ（ごま油 小さじ1、しょうゆ 小さじ1、酢 小さじ1、おろしにんにく 少々）
白いりごま … 小さじ1

作り方

❶ 大豆もやしはひげ根を取って水につけ、水気をきる。鍋にⒶを煮立て、もやしを入れてフタをし、弱めの中火で3分ほど蒸しゆでにし、ざるにあげて粗熱を取り、水気をふく。

❷ もやしをボウルに入れ、汁気をきったさば水煮缶、Ⓑを加えて和え、いりごまを混ぜて盛る。

sava-navi もやしの栄養素を侮るな　大豆もやしには良質なタンパク質とビタミンB₁、B₂がたっぷり含まれています。

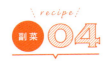

からしで臭みを消し、うま味を引き出す！
さば水煮缶とほうれん草のからし和え

102kcal
塩分含有量
0.8g
[1人分]

材料（2人分）

ほうれん草 … 150g
えのきだけ
… 大1/4パック（40g）
さば水煮缶 … 1/2缶
しょうゆ … 小さじ1と1/2
ときがらし … 少々

作り方

❶ ほうれん草は根元を十文字に切って洗い、4cm幅に切る。えのきは石づきを取って長さを半分に切り、ほぐす。
❷ たっぷりの熱湯に塩を入れ、えのきをざるに入れてさっと熱湯を通して水気をきる。残りの熱湯にほうれん草を根元から入れてゆで、冷水にとって水気を絞る。
❸ ❷にしょうゆ小さじ1を混ぜて汁気を絞り、しょうゆ小さじ1/2、ときがらしを混ぜ、ほうれん草とえのき、汁気をきってほぐしたさば水煮缶を入れてさっくり混ぜて盛る。

sava-navi **ほうれん草が目の健康を守る**

からしで和えることでさばの臭みが消え、減塩してもおいしくできます。また、ほうれん草には、目の健康を守るルテインなどカロチノイドが多く含まれています。

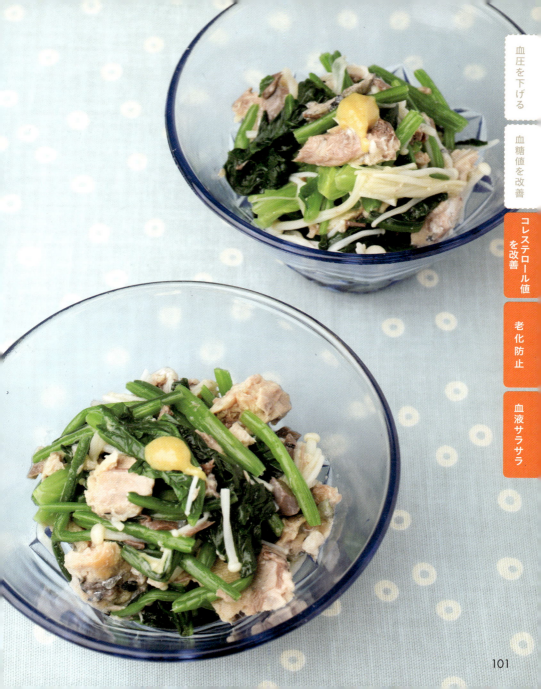

血圧を下げる

血糖値を改善

コレステロール値を改善

老化防止

血液サラサラ

101

血圧を下げる

血糖値を改善

コレステロール値を改善

老化防止

血液サラサラ

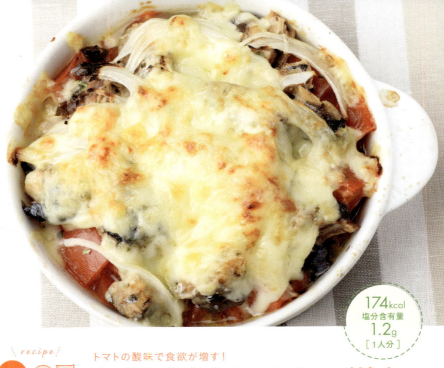

174kcal
塩分含有量
1.2g
[1人分]

recipe 副菜 05

トマトの酸味で食欲が増す!

さば水煮缶とトマトチーズ焼き

材料(2人分)

トマト … 小2個(200g)
さば水煮缶 … 1/2缶
玉ねぎ … 1/8個(25g)
塩 … 小さじ1/5
粗びき黒こしょう … 少々
ドライバジルなければパセリ
… 少々
ピザ用チーズ … 40g

作り方

❶ トマトは2cmの角切りにして汁気をきって耐熱容器に入れる。さば水煮缶の汁気をきってほぐしてのせ、塩、こしょう、バジル、玉ねぎの薄切り、チーズをふりトースターで5分ほど焼く。

※出てきた汁気はガーリックトーストなどにつけていただいても。

 sava-navi **さばのうまみはトマトで倍増** | トマトと玉ねぎがさばのうまみを引き出します。ゆでたブロッコリーを加えても。

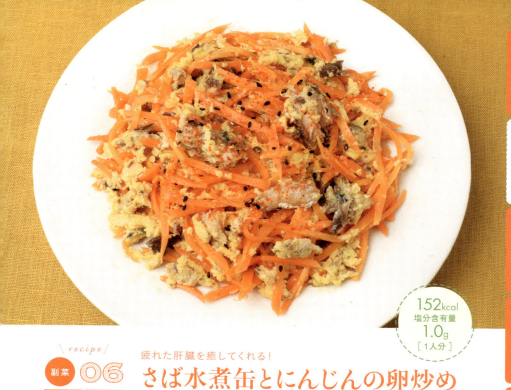

152kcal
塩分含有量 1.0g
[1人分]

副菜 06 さば水煮缶とにんじんの卵炒め

疲れた肝臓を癒してくれる！

材料（2人分）

にんじん … 小1本（100g）
さば水煮缶
… 身：1/4缶　汁：大さじ1
Ⓐ（味噌　大さじ1/2、酒　大さじ1/2）
卵 … 1個
ごま油 … 大さじ1/2
七味唐辛子 … 少々

作り方

① にんじんは斜め薄切りにして千切り、さば水煮缶は身をほぐす。
② フライパンにごま油を熱し、にんじんを炒める。ややしんなりしてきたら混ぜたⒶ、さば水煮缶の汁、ほぐした身を入れてさっと炒め、溶き卵を入れて大きく混ぜて火を通して盛り、七味をふる。

sava-navi　にんじん活用で肝臓を守る
カロテンの多いにんじんと良質なタンパク質を含む卵が、疲れた肝臓の機能を元気に戻します。

血圧を下げる／血糖値を改善／コレステロール値を改善／老化防止／血液サラサラ

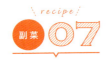

体が温まり冷え性を改善！
さば水煮缶と小松菜の しょうが煮びたし

81kcal
塩分含有量
1.1g
［1人分］

材料（2人分）

小松菜 … 150g
さば水煮缶 … 身：1/4缶、汁：大さじ1
しょうが … 1かけ分（15g）
Ⓐ（水　1/2カップ、めんつゆ3倍濃縮　大さじ1、酒　大さじ1）

作り方

❶ 鍋に千切りにしたしょうが、Ⓐを入れて煮立て、小松菜の軸を入れてフタをし1分煮る。
❷ さらに小松菜の葉、さば水煮缶の身をのせてフタをして1分煮る。火を強めてさっと混ぜながら煮て、器に盛る。

冷房が怖いからこそ 夏でもしょうが

体を温める食材としてもっとも有名なのが、しょうが。最近は夏でも冷え性の人が増えています。栄養豊富なさば水煮缶としょうがのメニューで冷え性を予防しましょう。

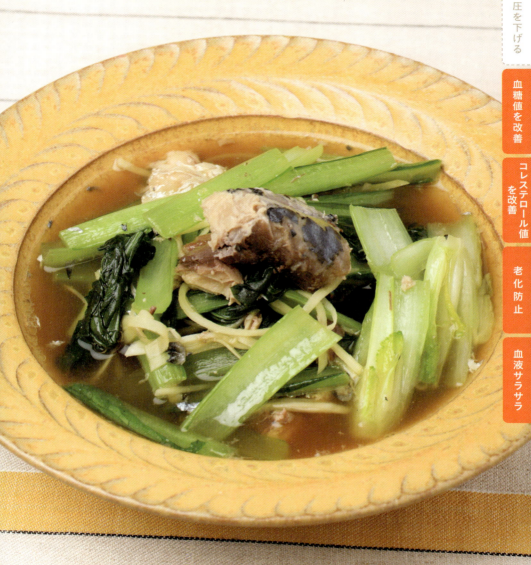

血圧を下げる / 血糖値を改善 / コレステロール値を改善 / 老化防止 / 血液サラサラ

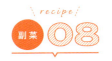

とろっとしたなすがおいしい夏バテ防止の一品！
さば水煮缶となすの味噌煮

163kcal
塩分含有量
1.1g
[1人分]

材料（2人分）

なす … 2個（160g）
塩 … 少々
ピーマン … 2個（60g）
さば水煮缶
… 身：1/4缶、汁：大さじ1
しそ … 4枚
油 … 大さじ1
Ⓐ（味噌　小さじ2、みりん　小さじ2、酒　小さじ2、水　大さじ3）

作り方

❶ なすは乱切りにし、塩少々を入れた水につけ、皿をのせて10分置き、水気をきる。
❷ ピーマンも乱切りにする。しそは千切りにし、水に通して水気をふく。
❸ 鍋に油を熱し、なすを炒め、油が回ったらピーマンも入れて炒める。しんなりしたら、さば水煮缶の身と汁、混ぜたⒶを入れて煮立て、フタをして弱めの中火で5分ほど煮る。フタをとって汁気を飛ばしてさっと煮て、器に盛り、しそを添える。

 なす特有の ポリフェノールを摂る

とろりとしたなすがご飯によく合う味噌煮。なすに含まれるポリフェノール「ナスニン」の抗酸化作用も期待できます。

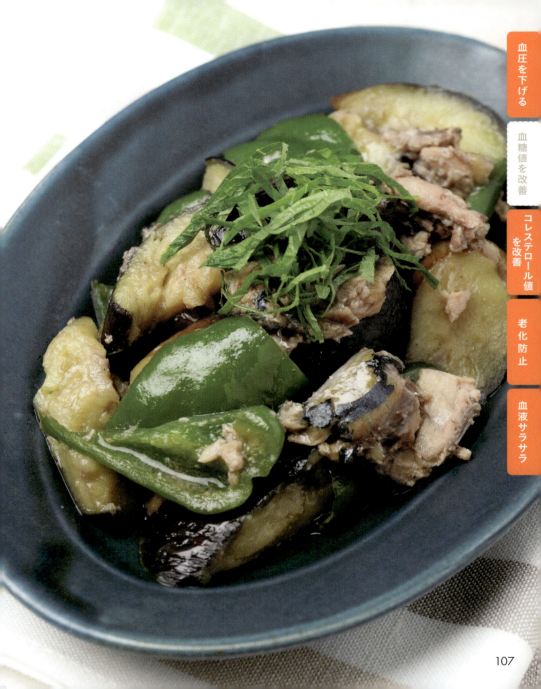

健康お弁当レシピ

朝夕バランスのよい食事をしても、外食で暴飲暴食では効果半減。
お昼も減塩でバランスのよいメニューを食べたいものです。

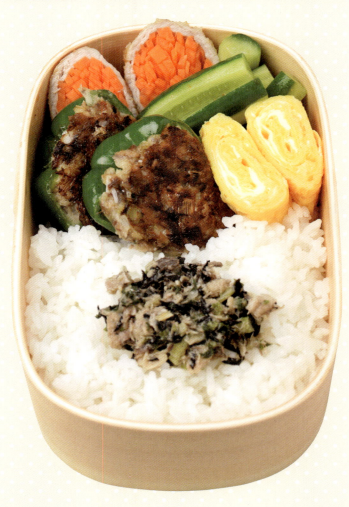

recipe お弁当 01 ピーマンカップ

食物繊維も摂れてビタミンCも補給できる！

138kcal 塩分含有量 **0.5g** ［1人分］

材料（1人分）
ピーマン … 1個（30g）
さば水煮缶 … 1/4缶
Ⓐ（パン粉　大さじ1、ねぎみじん切り　大さじ1、マヨネーズ　小さじ1、酒　小さじ1、片栗粉　小さじ1）

作り方
1. ピーマンは縦半分に切り、へたを切って種とワタを取る。
2. 汁気をきったさば水煮缶の身、Ⓐをよく練り混ぜ、等分にピーマンに詰める。
3. フライパンを中火で熱し、2を具を下にして入れ、フタをして弱めの中火で3分、返してフタをして3分焼く。

ビタミンの宝庫をお昼にいただく：ビタミンの宝庫、ピーマンを使ったさば水煮缶おかずメニュー。お弁当にぜひ。

---

recipe お弁当 02 セロリ炒め

便秘解消にオススメ！

117kcal 塩分含有量 **0.7g** ［1人分］

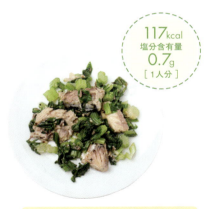

材料（1人分）
セロリの葉と細い軸 … 30g
さば水煮缶 … 1/4缶
オリーブ油 … 小さじ1
塩 … ごく少々
粗びき黒こしょう … 少々

作り方
1. フライパンにオリーブ油を熱し、1cm幅に切ったセロリを炒め、油が回ったら塩・こしょう、汁気をきったさば水煮缶の身を加えてほぐし炒める。

セロリで食後の血糖値が下がる

さば水煮缶と抜群の相性の健康食材セロリ。食後の血糖値を下げる効果があります。

血圧を下げる／血糖値を改善／コレステロール値を改善／老化防止／血液サラサラ

109

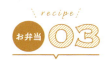

ヘルシーおつまみとしてもオススメの一品！

油揚げ焼き

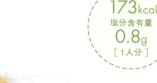

173kcal
塩分含有量
0.8g
［1人分］

材料（1人分）

油揚げ … 1枚（30g）
さば水煮缶 … 1/4缶
玉ねぎ … 20g
カレー粉 … 少々
しょうゆ … 小さじ1/2

作り方

❶ ボウルに汁気をきったさば水煮缶の身、薄切りにした玉ねぎ、カレー粉を入れ、混ぜる。
❷ 油揚げは両面をペーパータオルではさんで、油をしっかり除き、菜箸を転がして半分に切り袋状に開く。
❸ ❷に❶を等分に入れて、ホイルをひいたトースターでカリッとするまで3分ほど、またはフライパンで両面中火できつね色に焼き、しょうゆを少々かける。

**油を除いて
カリッと仕上げる**　油揚げがカリッとするまで焼きます。満腹感十分のさば水煮缶ヘルシーおつまみです。

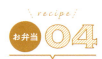

お弁当 recipe 04

貧血に効く、お手頃おかず！

卵焼き

176kcal
塩分含有量
0.7g
[1人分]

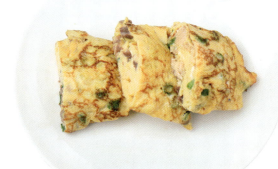

材料（1人分）

卵 … 1個
Ⓐ（さば水煮缶　身：20g、汁：小さじ1、みりん　小さじ1、しょうゆ　小さじ1/3）
万能ねぎ … 1本
油 … 適量

作り方

❶ 卵を溶いて、さば水煮缶の身をほぐし、Ⓐ、小口切りにしたねぎを入れて混ぜる。
❷ フライパンに油を熱し、細長く❶を流して焼き、向こう側から巻く。油をなじませて向こう側に卵焼きを移し、油をなじませてから同様に流し、卵焼きの下にも卵液を入れて焼き、巻く。
❸ 冷ましてから、食べやすい大きさに切る。

sava-navi　**リーズナブルな貧血対応おかず**　卵にさばの鉄分が加わり、タンパク質も増える。安価だけど貧血の味方のおかずになります。

血圧を下げる

血糖値を改善

コレステロール値を改善

老化防止

血液サラサラ

健康汁物レシピ

さば水煮缶は、汁物作りにもとっても便利。
うまみのある缶汁を使えば、だしいらず。
いつもの味噌汁やスープにさば水煮缶で、オリジナル汁物のできあがり。

recipe 汁物 01

ごぼう効果で抗酸化作用がさらにアップ！
さばごぼう汁

203kcal
塩分含有量
1.4g
［1人分］

材料（2人分）

さば水煮缶
… 身：1/4缶、汁：大さじ1
ごぼう … 1/3本（50g）
油 … 大さじ1/2
木綿豆腐 … 100g
酒 … 大さじ1
ごま油 … 大さじ1/2
味噌 … 大さじ1
白すりごま … 大さじ1
水 … 1と1/2カップ

作り方

❶ ごぼうは、たわしで洗って縦半分斜め薄切りにし、水にさっと通し、水気をきる。豆腐はちぎる。
❷ 小鍋に油を熱し、ごぼう、豆腐を炒める。ごぼうがしんなりしたら水、酒、さば水煮缶の汁を入れて煮立て、あくを取り、フタをして弱火で3〜5分煮る。
❸ ごぼうがやわらかくなったら、さば水煮缶の身を入れ、味噌を溶き入れ、再び煮立ってきたら火を止めてごまをふり、盛る。

 sava-navi **冷え性にも効く、ごぼうの汁物**

食物繊維を豊富に含むごぼうの味噌汁は満腹感もアップ。冷え性にもよく効きます。

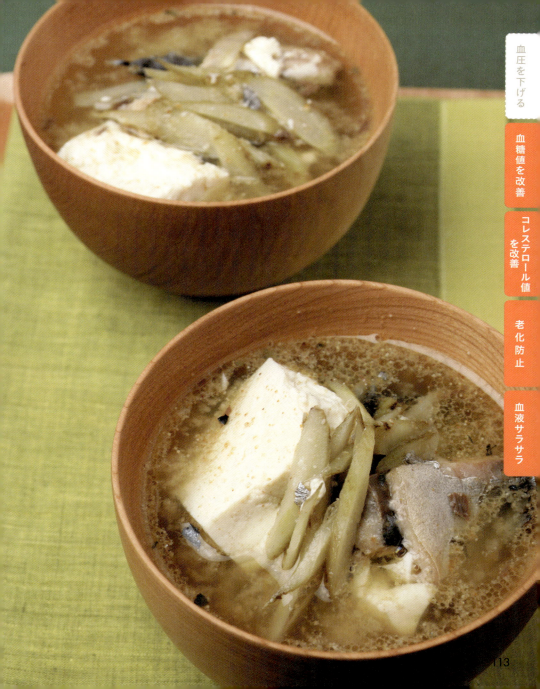

血圧を下げる | 血糖値を改善 | コレステロール値を改善 | 老化防止 | 血液サラサラ

113

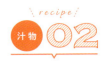

酒かすで、冷え性予防!
さば水煮缶のかす汁

165kcal
塩分含有量
1.5g
[1人分]

材料(2人分)

さば水煮缶
… 身:1/4缶、汁:大さじ2
大根 … 3cm (150g)
にんじん … 50g
長ねぎ … 4cm (10g)
酒かす … 50g
味噌 … 大さじ1
一味唐辛子 … 少々
水 … 1カップ

作り方

① 大根は薄い輪切りにし短冊切りに、にんじんは短冊切りにする。長ねぎは小口切りにする。
② 鍋に水、酒かす、さば水煮缶の汁、大根、にんじんを入れて煮立て、あくを取り、フタをして弱火で大根がやわらかくなるまで5分ほど煮る。
③ さば水煮缶の身をほぐし入れてさっと煮て、味噌を溶き入れて再び煮立ってきたら盛り、ねぎを添えて、一味唐辛子をふる。

sava-navi 料理をおいしくする酒かす

日本酒を作る工程から生まれる酒かす。料理に活用すると、魚の臭みをとったり、ほかの食材のうまみを引き出しおいしくなります。

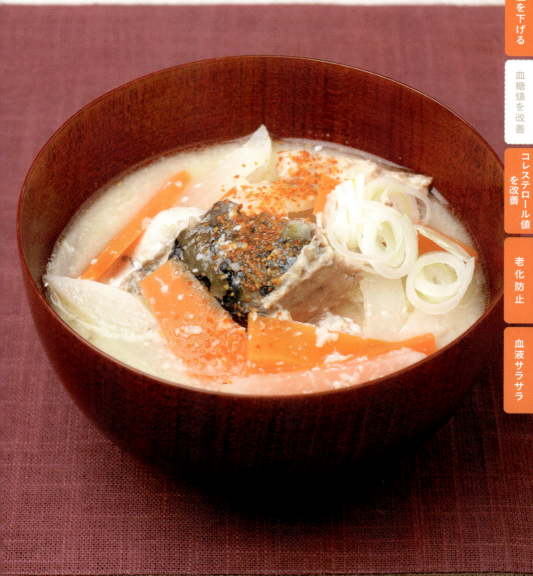

血圧を下げる | 血糖値を改善 | コレステロール値を改善 | 老化防止 | 血液サラサラ

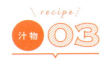

さばにらたま味噌汁

風邪気味のときに食べたい元気になる味噌汁！

111kcal
塩分含有量
1.3g
［1人分］

材料（2人分）

にら … 1/3束（30g）
さば水煮缶 … 身：1/4缶、汁：大さじ1
味噌 … 小さじ2と1/2（大さじ1弱）
卵 … 1個
水 … 1と1/4カップ

作り方

① 小鍋に水、さば水煮缶の汁を入れて煮立て、さば水煮缶の身をほぐし入れ、味噌を溶き入れ、2cmに切ったにら、煮立ったら溶き卵を順に入れてさっと煮て盛る。

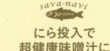

にら投入で超健康味噌汁に

さば水煮缶を汁ごと入れ、そこにたっぷりのにら。それだけで体が温まり、血行促進、代謝の改善にもなり、風邪気味のときには体力増進になります。

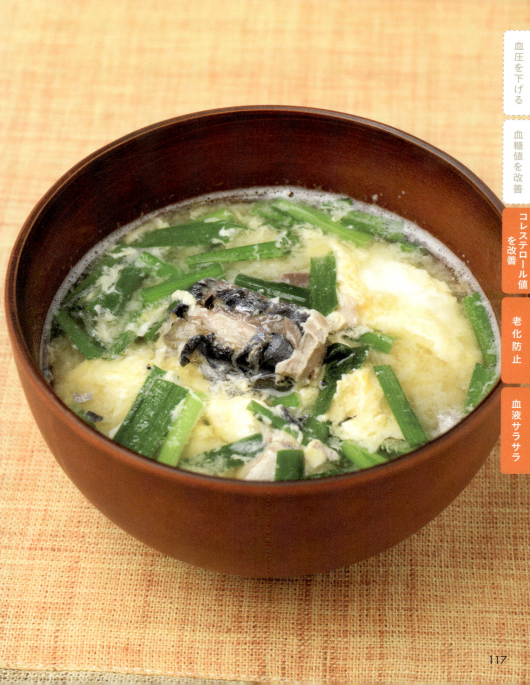

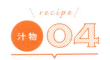

各種のビタミンたっぷりで体力増進！
さば水煮缶とじゃがいもの
トマトスープ

213kcal
塩分含有量
1.4g
[1人分]

材料（2人分）

さば水煮缶
… 身：1/4缶、汁：大さじ1
大豆ドライパック … 30g
玉ねぎ … 1/4個（50g）
セロリ … 1/3本（30g）
にんにく … 1/2かけ
じゃがいも … 小1個（80g）
Ⓐ（チキンコンソメ　1/2個、水　1/2カップ、白ワイン　大さじ1、トマト無塩ジュース1と1/2カップ）
オリーブ油 … 大さじ1
Ⓑ（塩　小さじ1/5、こしょう　少々、ドライバジル　少々）

作り方

❶ 玉ねぎは1cm角に切り、セロリは筋を取って1cm幅に薄切りにする。じゃがいもは1cm角に切り、さっと水につけて水気をきる。にんにくはすりおろす。

❷ ステンレスなどの鍋にオリーブ油を熱し、玉ねぎ、セロリ、じゃがいも、にんにくを炒め、さば水煮缶の身を入れてほぐし炒める。

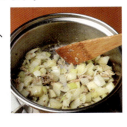

❸ さば水煮缶の汁とⒶを加えて煮立てあくを取り、フタをして8〜10分、じゃがいもがやわらかくなるまで煮る。

❹ Ⓑで味をととのえて盛る。

 栄養豊富な3種をまとめて煮る

ビタミン類やミネラルが多く含まれているじゃがいも、抗酸化作用が高いトマト、そこに体にやさしいさば水煮缶。あわせてさっと煮れば、減塩効果抜群の体力強化のスープに。

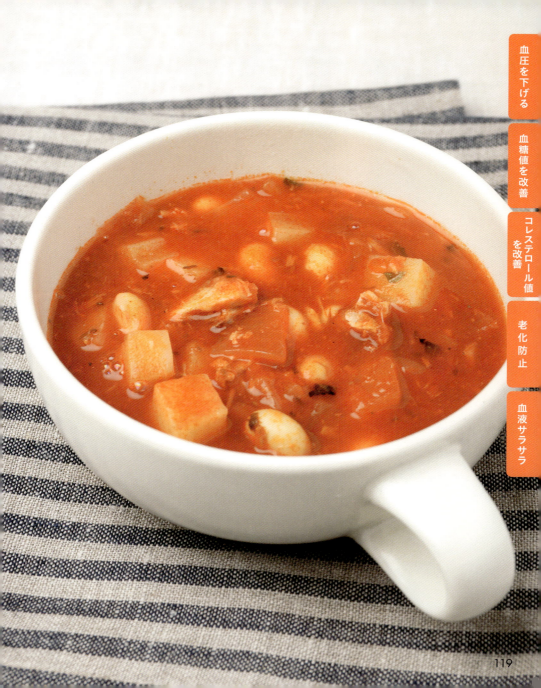

血圧を下げる | 血糖値を改善 | コレステロール値を改善 | 老化防止 | 血液サラサラ

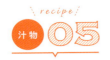

汁物 recipe 05

コレステロールをきれいさっぱり！
さばなめこ汁

80kcal
塩分含有量
1.0g
[1人分]

材料（2人分）

さば水煮缶 … 1/4缶
🅐（水　1と1/4カップ、サバ水煮缶の汁大さじ1、酒　大さじ1）
なめこ　1/2パック（50g）
長ねぎ … 1/3本（30g）斜め薄切り
水 … 1と1/4カップ
味噌 … 小さじ2

作り方

① なめこはざるに入れてぬめりを洗う。長ねぎは斜めに薄切りする。汁気をきったさば水煮缶の身は大きく2つにほぐす。
② 小鍋に🅐を煮立て、ねぎ、なめこ、さば水煮缶の身を加えてさっと煮る。味噌を溶き入れて、再び煮立ってきたら火を止めて盛る。

sava-navi
なめこのヌルヌルが体にいい

なめこのヌルヌルはペクチンなど水溶性の食物繊維で、コレステロールを体の外に排出し、粘膜や関節を保護する効果があるといわれています。

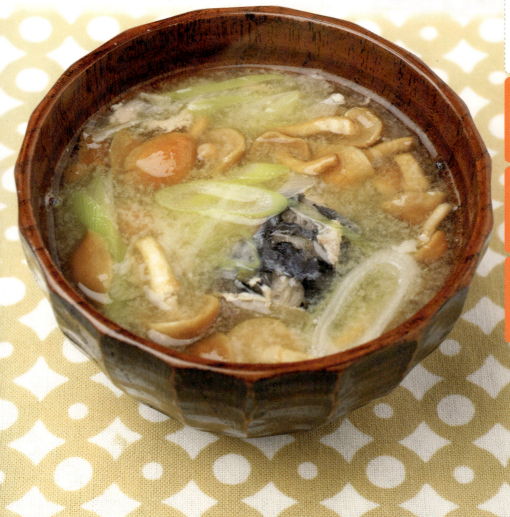

血圧を下げる　血糖値を改善　コレステロール値を改善　老化防止　血液サラサラ

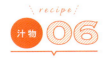

汁物 06

夏バテ気味の体に効果抜群！
タンタン風スープ

136kcal
塩分含有量
1.0g
［1人分］

材料（2人分）

さば水煮缶
… 身：1/4缶、汁：大さじ1
Ⓐ（おろししょうが　1かけ分（15g）、おろしにんにく　少々、ねぎみじん切り　10cm（25g）、豆板醤　小さじ1/4）
Ⓑ（水　1と1/2カップ、酒　大さじ1）
ごま油 … 小さじ1
チンゲン菜 … 小1かぶ（100g）
Ⓒ（白練りごま　小さじ2、オイスターソース　小さじ1、粗びき黒こしょう　少々、塩　ごく少々）

作り方

1. チンゲン菜は4つ割りにして洗い、2cm幅に切る。
2. 小鍋にごま油を熱し、Ⓐを炒め、Ⓑを入れて煮立てる。煮立ったらチンゲン菜の軸から入れて葉も入れ、さば水煮缶、Ⓒを溶き入れてさっと煮る。

 体力回復のための さば水煮缶スープ

ごま油の香りで、夏の暑さにバテ気味でも食欲が増進します。またしょうがとにんにくを同時に摂ることで、肉体的な疲れも癒してくれます。

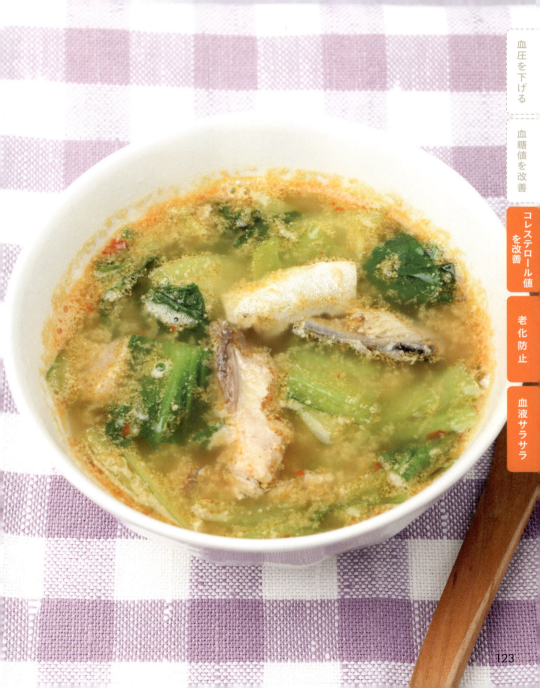

血圧を下げる 血糖値を改善 **コレステロール値を改善** 老化防止 血液サラサラ

123

女子栄養大学栄養クリニックの
さば水煮缶健康レシピ

発行日　2018年7月8日　第1刷

著者　　　女子栄養大学栄養クリニック
監修　　　田中 明

本書プロジェクトチーム
企画・編集統括　柿内尚文
編集担当　　小林英史、舘瑞恵
デザイン　　河南祐介、塚本望来、藤田真央（FANTAGRAPH）
写真　　　森モーリー鷹博
イラスト　　ヤギワタル
編集協力　　洗川俊一、岩川悟（Slipstream）
料理制作　　今泉久美
栄養計算　　女子栄養大学栄養クリニック
スタイリング　宮沢ゆか
校正　　　中山祐子
営業統括　　丸山敏生
営業担当　　戸田友里恵
プロモーション　山田美恵、浦野稚加
営業　　　増尾友裕、池田孝一郎、熊切絵理、石井耕平、大原桂子、
　　　　　　矢部愛、綱脇愛、川西花苗、寺内未来子、櫻井恵子、
　　　　　　吉村寿美子、田邊曜子、矢橋寛子、大村かおり、高垣真美、
　　　　　　高垣知子、柏原由美、菊山清佳

編集　　　栗田亘、村上芳子、中村悟志、堀田孝之、大住兼正、
　　　　　　千田真由、生越こずえ
講演・マネジメント事業　斎藤和佳、高間裕子、志水公美
メディア開発　池田剛、中山景、辺土名悟
マネジメント　坂下毅
発行人　　高橋克佳

発行所　株式会社アスコム

〒105-0003
東京都港区西新橋 2-23-1　3東洋海事ビル
編集部　TEL：03-5425-6627
営業部　TEL：03-5425-6626　FAX：03-5425-6770

印刷・製本　中央精版印刷株式会社

© Kagawa Nutrition University, Kumi Imaizumi　株式会社アスコム
Printed in Japan ISBN 978-4-7762-0996-6

本書は著作権上の保護を受けています。本書の一部あるいは全部について、
株式会社アスコムから文書による許諾を得ずに、いかなる方法によっても
無断で複写することは禁じられています。

落丁本、乱丁本は、お手数ですが小社営業部までお送りください。
送料小社負担によりお取り替えいたします。定価はカバーに表示しています。

アスコムのベストセラー

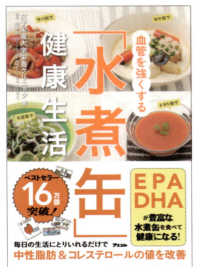

**血管を強くする
「水煮缶」
健康生活**

女子栄養大学
栄養クリニック［著］

田中 明［監修］

四六判 定価：本体1,200円＋税

水煮缶は、EPA・DHAが豊富な食べて健康になるスーパー食材！

サバ缶 ➡ 血液の流れをスムーズにする！
サケ缶 ➡ 強力な抗酸化力！
トマト缶 ➡ 栄養素がぎっしり詰まっている！
大豆缶 ➡ 良質なたんぱく質がたっぷり！

お求めは書店で。お近くにない場合は、ブックサービス ☎0120-29-9625までご注文ください。
アスコム公式サイト http://www.ascom-inc.jp/からも、お求めになれます。

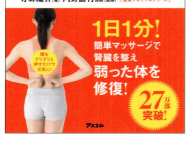

疲れをとりたきゃ
**腎臓を
もみなさい**

寺林陽介【著】
内野勝行 医師【監修】

新書判 定価：本体1,100円＋税

簡単マッサージで腎臓を整え、
弱った体を修復！

腎臓をもむとこんな効果が!?
◎ 血流と免疫力が上がり、元気な体に！
◎ 高血圧が改善！ 体の冷えも解消！
◎ 疲れやだるさ、腰痛が消える！

お求めは書店で。お近くにない場合は、ブックサービス ☎0120-29-9625までご注文ください。
アスコム公式サイト http://www.ascom-inc.jp/ からも、お求めになれます。

アスコムのベストセラー

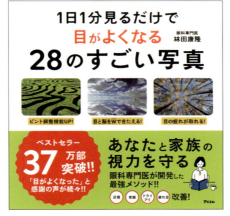

1日1分見るだけで
目がよくなる
28のすごい写真

眼科専門医 **林田康隆**

A4判変型 定価：本体1,300円＋税

眼科専門医が開発した
きれいな写真を見るだけの
最強メソッド！

「目がよくなるためのポイント」はこの２つ！

◎ 目の奥の〝ピントを合わせる筋肉〟をきたえられる
◎ 〝脳内視力〟をきたえられる

目の血流をアップさせる効果あり！
【目に効く！６つの読む〝眼トレ〟付き】

お求めは書店で。お近くにない場合は、ブックサービス ☎0120-29-9625までご注文ください。
アスコム公式サイト http://www.ascom-inc.jp/からも、お求めになれます。

購入者全員にプレゼント！

「女子栄養大学栄養クリニックの
さば水煮缶健康レシピ」

で紹介しているレシピが
スマホ、タブレットなどで**読めます！**

本書をご購入いただいた方は、もれなく
本書で紹介したレシピの電子版がスマホ、タブレット、パソコンで読めます。

アクセス方法はこちら！

下記のQRコード、もしくは下記のアドレスからアクセスし、会員登録の上、案内されたパスワードを所定の欄に入力してください。
アクセスしたサイトでパスワードが認証されますと、レシピの電子版を読むことができます。

https://ascom-inc.com/b/09966

※通信環境や機種によってアクセスに時間がかかる、もしくはアクセスできない場合がございます。
※接続の際の通信費はお客様のご負担となります。